住院医师规范化培训
你问我答

方向明　陈韶华　主编

ZHEJIANG UNIVERSITY PRESS
浙江大学出版社

本书编委会成员

主　编　方向明　陈韶华

编　委　（按姓氏笔画排序）

王筝扬　王海宏　方向明　石淑文　冯锦波　华晨晨

许晓华　阮恒超　严梦玲　李怡宁　吴颖超　余美月

沈　健　张　娴　张景峰　陈　艳　陈　磊　陈青江

陈周闻　陈蓬来　陈韶华　范伊静　金　希　俞鸿雁

洪云霞　耿晓北　徐凌霄　彭　菁　蒋国平　韩　飞

薛　静

秘　书　余美月　陈　艳　张文欣

前 言 ························ >>> · >

　　我国住院医师规范化培训制度经过四年的推进，取得了显著的成绩，但在基地建设管理、培训模式规范、培训质量控制、师资队伍建设、培训待遇保障等方面还面临着诸多挑战。为深入贯彻全国卫生与健康大会精神、全面落实《"健康中国 2030"规划纲要》，结合《国务院办公厅关于深化医教协同进一步推进医学教育改革与发展的意见》，我们要紧密围绕住院医师规范化培训制度全面推进中出现的主要问题，提供解决现实问题的新理念、新思路、新方法，将住院医师规范化培训工作推向更高水平。值此住院医师规范化培训工作将重点转移到追求内涵发展的关键时期，浙江大学医学院组织专家撰写《住院医师规范化培训你问我答》一书，旨在解决住院医师规范化培训过程中碰到的上述管理和教学问题。

　　浙江大学医学院秉承"仁心仁术、求是求新"的院训，以"仁爱、求是、创新、卓越"为核心价值观，在百年岁月长河中谱写了波澜壮阔的育人传奇，为社会输送了大量优秀医学人才。该书作者团队来自浙江大学医学院及各附属医院负责住院医师规范化培训教学和管理的专家团队，他们具备崇高的职业素养、丰富的管理经验、饱满的教学热情、严谨的教学态度、求实的创新精神。本书汇聚了他们在住院医师规范化培训方面管理和教学的经验和智慧，适用于卫生部门相关工作管理人员、高等院校毕业后教育管理人员、住院医师规范化培训基地管理人员、带教师资和住院医师等人员，有助于提高住院医师规范化培训的教学水平和管理水平。

　　本书在编写过程中得到浙江大学医学院资深教学管理专家耿晓北老师的精心指导，也得到浙江大学医学院、各附属医院领导和各位临床教学专家的大力支持，在此一并感谢！

　　由于编者水平有限，难免有遗漏或错误之处，恳请读者或同仁不吝赐教，予以斧正，以求完善。

方向明

CONTENTS

目 录 .... >>> >

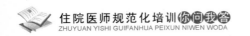

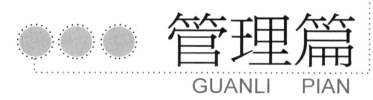

管理篇

GUANLI PIAN

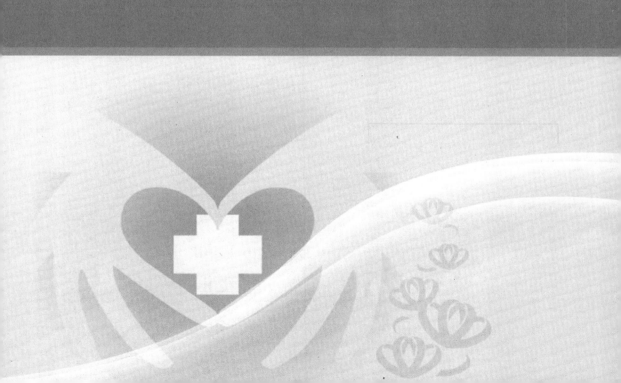

1. 什么是住院医师规范化培训？

住院医师规范化培训（简称住培）是毕业后医学教育的重要组成部分。住院医师规范化培训是指医学专业毕业生在完成医学院校教育之后，以住院医师的身份在认定的培训基地接受以提高临床能力为主的系统性、规范化培训。目的是为各级医疗机构培养具有良好的职业道德、扎实的医学理论知识和临床技能，能独立、规范地承担本专业常见多发疾病诊疗工作的临床医师。[1]

2013 年 12 月 31 日，国务院卫生行政部门（现为"国家卫生健康委员会"）会同 6 部委印发了《关于建立住院医师规范化培训制度的指导意见》。至此，住院医师规范化培训作为一项国家制度正式启动，这是我国长期以来探索建立住院医师规范化培训制度由量变到质变的里程碑。2014 年国家卫生行政部门组织制定了《住院医师规范化培训管理办法（试行）》[2]、《住院医师规范化培训基地认定标准（试行）》和《住院医师规范化培训内容与标准（试行）》[3]。这几个文件对住院医师培训的招收对象、培训模式、培训招收办法、培训基地、培训内容和考核认证等方面做了政策性规定[1]，为有效开展住院医师规范化培训提供了指导和方向。

住院医师规范化培训制度的工作进程：到 2015 年，各省（区、市）全面启动住院医师规范化培训工作；到 2020 年，基本建立住院医师规范化培训制度，所有新进医疗岗位的本科及以上学历临床医师均接受住院医师规范化培训[1]。

参考文献

[1]国家卫生计生委，中央编办，国家发展改革委，教育部，财政部，人力资源社会保障部，国家中医药管理局.关于建立住院医师规范化培训制度的指导意见（国卫科教发〔2013〕56 号）〔EB/OL〕.（2013-12-31）〔2018-05-31〕. http://www.nhfpc.gov.cn/qjjys/s3593/201401/032c8cdf2eb64a369cca4f9b76e8b059.shtml.

[2]国家卫生计生委.国家卫生计生委关于印发住院医师规范化培训管理办法（试行）的通知（国卫科教发〔2014〕49 号）〔EB/OL〕.（2014-08-22）〔2018-05-31〕. http://www.nhfpc.gov.cn/qjjys/s3593/201408/6281beb3830c42c4a0d2319a2668050e.shtml.

[3]国家卫生计生委办公厅.国家卫生计生委办公厅关于印发住院医师规范化培训基地认定标准（试行）和住院医师规范化培训内容与标准（试行）的通知（国卫办科教发〔2014〕48 号）〔EB/OL〕.（2014-08-22）〔2018-05-31〕. http://www.nhfpc.gov.cn/qjjys/s3593/201408/946b17f463fa4e5dbcfb4f7c68834c41.shtml.

（陈韶华　方向明）

2. 住院医师规范化培训的组织管理框架是什么?

住院医师规范化培训的组织管理,从国家卫生行政部门到培训基地,国家顶层设计的架构清晰、职责明确。具体如下:

(一)卫生行政部门[1]

卫生行政部门(含中医药管理部门,下同)对住院医师规范化培训实行全行业管理、分级负责,充分发挥相关行业协会、专业学会和有关单位的优势和作用。

1.国务院卫生行政部门负责全国住院医师规范化培训的统筹管理,健全协调机制,制定培训政策,编制培训规划,指导监督各地培训工作。国务院卫生行政部门根据需要组建专家委员会或指定有关行业组织、单位负责全国住院医师规范化培训的具体业务技术建设和日常管理工作,其职责是:

①研究提出培训专业设置建议;

②研究提出培训内容与标准、培训基地认定标准和管理办法的方案建议;

③对培训基地和专业基地建设、认定和管理工作进行检查指导;

④建立与住院医师规范化培训招收匹配的机制,对培训招收工作进行区域间统筹协调;

⑤对培训实施情况进行指导监督,对培训效果进行评价;

⑥制定考核标准和要求,检查指导考核工作;

⑦承担国务院卫生行政部门委托的其他相关工作。

2.省级卫生行政部门负责本地住院医师规范化培训的组织实施和管理监督。按照国家政策规定,制订本地实施方案和措施,编制落实培训规划和年度培训计划;按照国家规划与标准,建设、认定和管理培训基地、专业基地,并报告国务院卫生行政部门予以公布;根据需要组建专家委员会或指定有关行业组织、单位负责本地住院医师规范化培训的具体业务技术建设和日常管理工作。

3.省级以下卫生行政部门根据各自职责,配合做好当地住院医师规范化培训的相关工作。

(二)培训基地及专业基地[1]

1.培训基地是承担住院医师规范化培训的医疗卫生机构,由符合条件的专业基地组成。培训基地接受上级卫生行政部门监督指导,具体做好培训招收、实施和考核及培训对象的管理工作。

2.专业基地由本专业科室牵头,会同相关科室制订和落实本专业培训对象的具体培训计划,实施轮转培训,并对培训全过程进行严格质量管理。

参考文献

[1]国家卫生计生委.国家卫生计生委关于印发住院医师规范化培训管理办法(试行)的通知(国卫科教发〔2014〕49号)[EB/OL].(2014-08-22)[2018-05-31].http://www.nhfpc.gov.cn/qjjys/s3593/201408/6281beb3830c42c4a0d2319a2668050e.shtml.

(陈韶华　方向明)

 ## 3.住院医师规范化培训的对象有哪些?

住院医师规范化培训的对象分为三类[1]:

1.拟从事临床医疗工作的高等院校医学类相应专业(指临床医学类、口腔医学类、中医学类和中西医结合类,下同)本科及以上学历毕业生;

2.已从事临床医疗工作并获得执业医师资格,需要接受培训的人员;

3.其他需要接受培训的人员。

住院医师规范化培训对象根据属性分为如下三类[2]:

1.单位委派的培训对象,包括本单位和外单位委派的培训对象,培训期间原人事(劳动)、工资关系不变,委派单位、培训基地和培训对象三方签订委托培训协议,目前我国大部分省份实行单位委派的住院医师培训管理模式。

2.面向社会招收的培训对象,培训对象与培训基地签订培训协议,其培训期间的生活补助由培训基地负责发放,标准参照培训基地同等条件住院医师工资水平确定。目前,上海实行"行业社会人"模式,既有别于传统住院医师培训的"单位人"模式,又有别于欧美的"社会人"模式。根据《关于印发〈上海市住院医师规范化培训期间劳动人事管理暂行办法〉的通知》(沪卫人事〔2010〕96号)规定,住院医师与卫生行业人事管理机构签约获得劳动人事身份,培训期间与同类人员享有同等工资、福利及社会保障,培训完成后可在各级各类医疗机构双向选择、自由择业[3]。这样既保证了住院医师的收入待遇与劳动保障,又充分调动其培训积极性,同时为各级各类医疗机构培养出一大批同质化医学人才,从而建立起真正意义上的住院医师规范化培训制度。

3.具有研究生身份的培训对象,执行国家研究生教育有关规定,培训基地可根据培训考核情况向其发放适当生活补贴。《国务院办公厅关于深化医教协同进一步推进医学教育改革与发展的意见》指出：促进硕士专业学位研究生教育与住院医师规范化培训有机衔接[4]。浙江大学自2012年起，已经全部实行临床医学类硕士专业学位研究生教育与住院医师规范化培训四证合一的并轨培养。

上述三类培训对象在培训过程中除了上述人事、工资待遇方面的管理差异，其余均需坚持同质化培训与考核管理。

参考文献

[1]国家卫生计生委.国家卫生计生委关于印发住院医师规范化培训管理办法（试行）的通知（国卫科教发〔2014〕49号）[EB/OL].（2014-08-22）[2018-05-31]. http://www.nhfpc.gov.cn/qjjys/s3593/201408/6281beb3830c42c4a0d2319a2668050e.shtml.

[2]国家卫生计生委,中央编办,国家发展改革委,教育部,财政部,人力资源社会保障部,国家中医药管理局.关于建立住院医师规范化培训制度的指导意见（国卫科教发〔2013〕56号）[EB/OL].（2013-12-31）[2018-05-31]. http://www.nhfpc.gov.cn/qjjys/s3593/201401/032c8cdf2eb64a369cca4f9b76e8b059.shtml.

[3]上海市卫生局,上海市人力资源和社会保障局.关于印发《上海市住院医师规范化培训期间劳动人事管理暂行办法》的通知（沪卫人事〔2010〕96号）[EB/OL].（2010-04-12）[2018-05-31]. http://www.wsjsw.gov.cn/wsj/n429/n432/n1487/n1500/u1ai83366.html.

[4]国务院办公厅.国务院办公厅关于深化医教协同进一步推进医学教育改革与发展的意见（国办发〔2017〕63号）[EB/OL].（2017-07-03）[2018-05-31]. http://www.nhfpc.gov.cn/bgt/gwywj2/201707/c041198e888f439399e786e823fcfc3c.shtml.

（陈韶华　方向明）

4. 住院医师规范化培训的培训模式是什么？

医学教育包括院校医学教育、毕业后医学教育和继续医学教育，毕业后医学教育包括住院医师规范化培训和专科医师规范化培训。住院医师规范化培训是毕业后医学教育的重要组成部分，目的是把医学毕业生培养成能独立行医的合格医生。目前，我国医学人才培养改革的主要举措是不断深化院校教育改革，建立健全毕业后教育制度，完善继续教育体系。《教育部等六部门关于医教协同深化临床医学人才培养改革的意见》（教研〔2014〕2号）指出，2015年起，将七年制临床医学专业招生调整为"5＋3"一体化临床医学人才培养模式。[1]《国务院办公厅关于深化医教协同进一步推进医学教育改革与发展的意见》（国办发〔2017〕63号）指出，到2020年，逐步停止中职层次农村医学、中医专业招生,提升医学专业学历教育层次[2];基本建立以"5
＋3"(5 年临床医学本科教育＋3 年住院医师规范化培训或 3 年临床医学硕
士专业学位研究生教育)为主体、"3＋2"(3 年临床医学专科教育＋2 年助理
全科医生培训)为补充的临床医学人才培养体系,并基本建成院校医学教
育、毕业后医学教育、继续医学教育三阶段有机衔接的具有中国特色的标准
化、规范化临床医学人才培养体系[2]。

因此,我国医学教育改革的总体目标是改变既往多元化的医学院校教
育模式,建立以"5＋3"为主体、"3＋2"为补充的临床医学人才培养体系。在
该目标下,"5＋3"是住院医师规范化培训的主要模式,即完成 5 年医学类专
业本科教育的毕业生,在培训基地接受 3 年住院医师规范化培训。

参考文献

[1]教育部,国家卫生计生委,国家中医药管理局,国家发展改革委,财政部,人力资
源社会保障部.教育部等六部门关于医教协同深化临床医学人才培养改革的意见(教研
[2014]2 号)[EB/OL].(2014-06-30)[2018-05-31].http://www.moe.edu.cn/srcsite/
A22/s7065/201407/t20140714_178832.html.

[2]国务院办公厅.国务院办公厅关于深化医教协同进一步推进医学教育改革与发
展的意见(国办发〔2017〕63 号)[EB/OL].(2017-07-03)[2018-05-31].http://www.
nhfpc.gov.cn/bgt/gwywj2/201707/c041198e888f439399e786e823fcfc3c.shtml.

(陈韶华　方向明)

5.国家关于临床医学硕士专业学位研究生培养与住院医师规范化培训衔接的政策是什么?

住院医师规范化培训制度的学位衔接指的是住院医师规范化培训与临
床医学硕士专业学位(指临床、口腔、中医)研究生教育的有机衔接,统一住
院医师规范化培训和临床医学硕士专业学位研究生培养的内容和方式[1],
将住院医师规范化培训与临床医学硕士专业学位研究生培养同时进行,即实
现两者并轨培养,标志着我国临床医学教育逐渐走上了标准、统一的模式。

国家关于临床医学硕士专业学位研究生培养与住院医师规范化培训并
轨的相关政策如下。

(一)并轨培养相关政策

并轨培养从 2015 年全面启动,即 2015 年之后,凡是高校统一招收的临
床医学硕士专业学位研究生,同时也是参加住院医师规范化培训的住院医

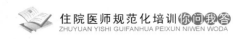
师,其培训、考核及结业按照国家统一制订的住院医师规范化培训要求进行。[2]

(二)住院医师规范化培训和临床医学硕士专业学位研究生培养的双向衔接

1.住院医师规范化培训衔接临床医学硕士专业学位研究生培养:取得住院医师规范化培训合格证书并达到学位授予标准的临床医师,可以研究生毕业同等学力申请并授予临床医学硕士专业学位。[3]正在培训的临床住院医师或已经培训合格的临床住院医师,可通过向学位授予单位申请,参加学位授予单位规定的学位课程学习并考核合格,参加全国统一的外国语水平和硕士专业学位学科综合水平考试并合格,取得医师资格证书和住院医师规范化培训合格证书,经学位授予单位学位评定委员会批准,可授予硕士专业学位,获硕士专业学位证书。[4]即可获得硕士学位证书、医师资格证书、住院医师规范化培训合格证书三个证书。

2.临床医学硕士专业学位研究生培养衔接住院医师规范化培训:符合住院医师规范化培训管理要求,按照住院医师规范化培训标准内容进行培训并考核合格的医学硕士专业学位研究生,可取得住院医师规范化培训合格证书。[3]即医学硕士专业学位研究生三年培训完成后,完成学位授予单位培养方案所规定的各项要求,通过硕士学位论文答辩,国家医师资格考试成绩合格,完成住院医师规范化培训并结业考核合格,可同时取得硕士毕业证书、硕士学位证书、医师资格证书、国家住院医师规范化培训合格证书四个证书。

(三)并轨培养的分流机制[5]

专业硕士生第二学年内未获得医师资格证书,根据学生意愿,可安排其转入学术学位研究生培养渠道。

在规定的学习年限内,未通过学位课程考核、住院医师规范化培训考核或学位论文答辩者,经学位授予单位批准,可适当延长学习年限。

对在规定的学习年限内获得医师资格证书、完成学位课程考核,但未获得住院医师规范化培训合格证书者,可对其进行毕业考核和论文答辩,准予毕业。毕业后三年内取得住院医师规范化培训合格证书者,可回原学位授予单位申请硕士专业学位。

参考文献

[1]国家卫生计生委,中央编办,国家发展改革委,教育部,财政部,人力资源社会保障部,国家中医药管理局.关于建立住院医师规范化培训制度的指导意见(国卫科教发

〔2013〕56 号)〔EB/OL〕. (2013-12-31)〔2018-05-31〕. http://www.nhfpc.gov.cn/qjjys/s3593/201401/032c8cdf2eb64a369cca4f9b76e8b059.shtml.

〔2〕教育部办公厅,国家卫生计生委办公厅,国家中医药管理局办公室.教育部办公厅 国家卫生计生委办公厅 国家中医药管理局办公室关于加强医教协同做好临床医学硕士专业学位研究生培养与住院医师规范化培训衔接工作的通知(教研厅〔2016〕1 号)〔EB/OL〕. (2016-04-01)〔2018-05-31〕. http://www.moe.gov.cn/srcsite/A22/moe_826/201604/t20160407_237116.html.

〔3〕教育部,国家卫生计生委,国家中医药管理局,国家发展改革委,财政部,人力资源社会保障部.教育部等六部门关于医教协同深化临床医学人才培养改革的意见(教研〔2014〕2 号)〔EB/OL〕. (2014-06-30)〔2018-05-31〕. http://www.moe.edu.cn/srcsite/A22/s7065/201407/t20140714_178832.html.

〔4〕国务院学位委员会.关于印发《关于授予具有研究生毕业同等学力人员临床医学、口腔医学和中医硕士专业学位的试行办法》的通知(学位〔2015〕10 号)〔EB/OL〕. (2015-05-29)〔2018-05-31〕. http://www.moe.gov.cn/srcsite/A22/yjss_xwgl/xwgl_xwsy/201506/t20150618_190614.html.

〔5〕国务院学位委员会.关于印发临床医学、口腔医学和中医硕士专业学位研究生指导性培养方案的通知(学位〔2015〕9 号)〔EB/OL〕. (2015-05-29)〔2018-05-31〕. http://www.moe.edu.cn/srcsite/A22/moe_826/201506/t20150618_190613.html

(余美月　徐凌霄　方向明)

 6. 国家关于住院医师规范化培训的经费保障政策是什么?

住院医师规范化培训经费保障的来源主要是政府投入、基地自筹、社会支持等多元投入机制。经费投入主要用于基础设施建设、设备购置、住院医师规范化培训学员的生活补助和其他劳动报酬,以及基地培训工作的组织管理、师资培养、教学经费和住宿条件改善等。[1]

参加规范化培训的住院医师依照规定享受相关待遇。单位委派的培训对象,培训期间原人事(劳动)、工资关系不变,委派单位、培训基地和培训对象三方签订委托培训协议,委派单位发放的工资如低于培训基地同等条件住院医师工资水平,不足部分由培训基地负责发放,财政给予适当补助。面向社会招收的培训对象与培训基地签订培训协议,其培训期间的生活补助由培训基地负责发放,标准参照培训基地同等条件住院医师工资水平确定,财政给予适当补助。具有研究生身份的培训对象执行国家研究生教育有关规定,培训基地可根据培训考核情况向其发放适当生活补贴。[1]

中央财政投入相关政策与推进举措如下:

1.根据《公立医院补助资金管理暂行办法》(财社〔2015〕256号),用于住院医师规范化培训方面的补助资金主要包括对按规划建设设置的培训基地的设备购置、教学实践活动以及面向社会招收和单位委派培训对象的生活学习等支出的补助。补助资金支付按照国库集中支付制度有关规定执行,专款专用。

2.国家财政部、卫生行政部门、中医药局《关于下达2014年医改补助资金的通知》(财社〔2014〕217号)规定,中央财政按每个培训基地500万元的标准对住院医师规范化培训基地设备购置予以一次性补助,培训基地按照"填平补齐、适用够用"的原则使用补助资金购置住院医师进行规范化培训所需模拟教学和医疗教学设备。

3.2014年8月27日,国家卫生行政部门召开电视电话工作会议,提出中央财政将自2014年起对住院医师规范化培训提供专项资金支持,资金补助标准为3万元/(人·年)。补助资金2/3用于补助参培住院医师,1/3用于补助基地和师资。会议指出,除中央财政支持外,各地要积极争取地方财政配套支持。基地不得因有中央财政拨款而降低住院医师原有绩效待遇。

4.2016年2月2日,国家卫生行政部门再次召开电视电话会议,要求针对住院医师普遍关心的培训待遇保障问题,各地必须确保中央财政专项补助资金专款专用、及时拨付,同时不断加大地方财政投入,建立健全经常性补助机制。培训基地要加大投入力度,委派单位要履行人事(劳动)工资责任,确保社会化学员生活补助、外单位委培学员收入与培训基地住院医师工资水平基本相同。

不同的省市卫生行政部门根据国家经费保障政策亦出台相应的规章制度,以浙江省为例,2018年《浙江省人民政府办公厅关于深化医教协同进一步推进医学教育改革与发展的实施意见》指出:根据财力、物价变动水平、培养成本等情况适时调整住院医师规范化培训补助标准,探索以培养质量、绩效评价为导向的经费拨款方式,提高资金使用效率。该绩效拨款机制将与培训质量挂钩,对促进培训质量的提高有着重要的作用。

参考文献

[1]国家卫生计生委,中央编办,国家发展改革委,教育部,财政部,人力资源社会保障部,国家中医药管理局.关于建立住院医师规范化培训制度的指导意见(国卫科教发〔2013〕56号)[EB/OL].(2013-12-31)[2018-05-31].http://www.nhfpc.gov.cn/qjjys/s3593/201401/032c8cdf2eb64a369cca4f9b76e8b059.shtml.

(陈 艳 方向明)

7. 完成住院医师规范化培训需要具备哪些条件?

住院医师在规定时间内按照要求完成培训并考核合格者由卫生行政部门统一颁发住院医师规范化培训合格证书[1],完成住院医师规范化培训。

(一)完成规定的培训时间

常规培训时间是 3 年。已具有医学类相应专业学位研究生学历的人员和已从事临床医疗工作的医师参加培训,培训基地可根据其临床经历和诊疗能力确定接受培训的具体时间及内容。住院医师务必完成相应的培训时间,如在规定时间内未按照要求完成培训或考核不合格者,培训时间可顺延,顺延时间一般不超过 3 年。[1]

(二)达到规定的培训要求

培训过程中以培育岗位胜任能力为核心,培训内容包括医德医风、政策法规、临床实践能力、专业理论知识、人际沟通交流等,重点提高临床规范诊疗能力,适当兼顾临床教学和科研素养。国家通过住院医师规范化培训信息管理系统对住院医师培训招收、培训实施、监测评估、培训考核等全过程进行信息化管理。培训基地和培训对象需及时、准确、详实地将培训过程和培训内容记录在住院医师规范化培训登记和考核手册并妥善保存,同时将有关信息及时录入信息管理系统,作为培训考核的重要依据[2]。培训对象需要根据相关专业的培训细则要求在住院医师规范化培训基地完成各项培训任务。

(三)通过规定的培训考核

培训对象完成过程考核和结业考核[2],所有考核成绩合格,并通过医师资格考试。

因此,培训对象在培训基地、在规定的培训时间按要求完成培训的各项任务、各项考核合格,并且取得国家医师资格证书,是完成住院医师规范化培训的条件。

参考文献

[1]国家卫生计生委.国家卫生计生委关于印发住院医师规范化培训管理办法(试行)的通知(国卫科教发〔2014〕49 号)[EB/OL]. (2014-08-22)[2018-05-31]. http://www.nhfpc.gov.cn/qjjys/s3593/201408/6281beb3830c42c4a0d2319a2668050e.shtml.

[2]国家卫生计生委办公厅.国家卫生计生委办公厅关于印发住院医师规范化培训招收实施办法(试行)和住院医师规范化培训考核实施办法(试行)的通知(国卫科教发

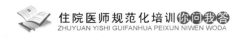
〔2015〕49 号〕〔EB/OL〕. (2015-09-14)〔2018-05-31〕. http://www.nhfpc.gov.cn/qjjys/s3593/201510/e9edb9ed82224b28bc935188f9f1ff38.shtml.

（陈　艳　方向明）

 ## 8. 国家对住院医师规范化培训合格证书的管理有什么要求？

根据国家住院医师规范化培训工作的推进进程，2014 年全国启动实施住院医师规范化培训制度，首批本科学历学员于 2017 年结业。国家卫生行政部门非常重视住院医师规范化培训的结业考核及证书管理工作，特别下发了《国家卫生计生委办公厅关于做好 2017 年住院医师规范化培训结业考核工作的通知》，将住院医师规范化培训的结业考核工作及证书管理做了安排和指示，明确规定：各省级卫生行政部门将结业考核合格人员信息提交中国医师协会获取证书编号后，印发统一制式的住院医师规范化培训合格证书，并负责证书管理，证书在全国范围内有效。该证书由国家卫生行政部门监制，印有证书编号和流水号，内含培训学员的姓名、培训时间、培训基地、培训学科、个人照片等信息，需经培训基地院长及专业基地主任签字后下发给结业考核通过的学员。学员和医疗卫生机构可从毕业后医学教育网的信息查询模块，进入"西医住培结业信息查询"，输入学员的姓名及身份证号，即可查看到学员的证书情况。

国家实行逐步将参加住院医师规范化培训并考核合格作为二级以上医疗卫生机构新进入医师的必备条件[1]；到 2020 年，所有新进医疗岗位的本科及以上学历临床医师均接受住院医师规范化培训。各省（区、市）可将取得住院医师规范化培训合格证书作为申请参加相应专科医师规范化培训的优先条件；在全面启动住院医师规范化培训的省（区、市）其可作为临床医学专业中级技术岗位聘用的条件之一。

参考文献

［1］国家卫生计生委办公厅. 国家卫生计生委办公厅关于印发住院医师规范化培训招收实施办法（试行）和住院医师规范化培训考核实施办法（试行）的通知（国卫科教发〔2015〕49 号〕〔EB/OL〕. (2015-09-14)〔2018-05-31〕. http://www.nhfpc.gov.cn/qjjys/s3593/201510/e9edb9ed82224b28bc935188f9f1ff38.shtml.

（余美月　范伊静　方向明）

9. 什么是住院医师规范化培训基地?

住院医师规范化培训基地是指承担住院医师规范化培训的医疗卫生机构[1],依据培训需求和基地标准进行认定,实行动态管理,原则上设在三级甲等医院,并结合当地医疗资源实际情况,将符合条件的其他三级医院和二级甲等医院作为补充,合理规划布局。区域内培训基地可协同协作,共同承担有关培训工作。国务院卫生行政部门根据培训需求及各地的培训能力,统筹规划各地培训基地数量。省级卫生行政部门按照国家规划与标准,建设、认定和管理培训基地,并报告国务院卫生行政部门予以公布。[1]

培训基地基本职责如下。

(一)组织机构

培训基地应健全住院医师规范化培训工作的协调领导机制,统一推进基地住院医师规范化培训工作;教育管理职能部门作为协调领导机制办公室,负责培训工作的日常管理与监督。承担培训任务的专业科室实行科室主任负责制,健全组织管理机制,履行对培训对象的指导带教和管理职能。

(二)基地条件

培训基地应落实培训对象必要的学习、生活条件和待遇;专业基地应具备满足本专业和相关专业培训要求的师资队伍、诊疗规模、病种病例和床位规模等培训条件。

(三)师资队伍

培训基地应选拔职业道德高尚、临床经验丰富、具有指导带教经验和能力的临床医师作为培训师资,其数量应满足培训要求。培训师资应严格按照住院医师规范化培训内容与标准开展培训工作,认真负责地指导培训对象。培训基地要将带教工作作为师资绩效考核的重要指标,并给予适当指导带教补贴。

(四)培训组织

培训基地应制订科学、严谨的具体培训方案,建立严格的管理制度,加强对培训对象的职业素养培育和业务技术指导,强化全过程监管,确保医疗安全和培训质量。

(五)其他

培训基地应依照《中华人民共和国执业医师法》相关规定,组织符合条

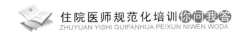

件的培训对象参加医师资格考试,协助其办理执业注册和变更手续。

培训基地接受国家和省级卫生行政部门的动态管理和监督指导。对达不到培训基地认定标准要求或培训质量难以保证的培训基地,国家和省级卫生行政部门有权取消其基地资格。

参考文献

[1]国家卫生计生委办公厅.国家卫生计生委办公厅关于印发住院医师规范化培训基地认定标准(试行)和住院医师规范化培训内容与标准(试行)的通知(国卫办科教发〔2014〕48号)[EB/OL].(2014-08-22)[2018-05-31].http://www.nhfpc.gov.cn/qjjys/s3593/201408/946b17f463fa4e5dbcfb4f7c68834c41.shtml.

(阮恒超)

 10. 什么是住院医师规范化培训专业基地?

住院医师规范化培训专业基地是由省级卫生行政部门按照国家《住院医师规范化培训基地认定标准(试行)》,在其认可的培训基地内,建设、认定和管理的专业基地。由符合条件的专业科室牵头承担,会同相关专业科室制订和落实本专业培训对象的具体培训计划和轮转培训全过程质量管理,包括医德医风、政策法规、临床实践技能、专业理论知识、人际沟通交流等,重点提高住院医师的临床诊疗能力。专业基地所在医院的相关科室缺如或疾病种类数量不符合《住院医师规范化培训基地认定标准(试行)》相应要求的,可联合符合条件的三级医院或二级甲等医院作为协同医院,协同医院数量不超过3家。相关专业科室不具备培训条件的专科医院,需联合区域内培训相关专业基地所在医院作为协同医院。[1]

目前国家认定的专业基地共有34个,包括内科、儿科、急诊科、皮肤科、精神科、神经内科、全科、康复医学科、外科、神经外科、胸心外科、泌尿外科、整形外科、骨科、儿外科、妇产科、眼科、耳鼻咽喉科、麻醉科、临床病理科、检验医学科、放射科、超声医学科、核医学科、放射肿瘤科、医学遗传科、预防医学科、口腔全科、口腔内科、口腔颌面外科、口腔修复科、口腔正畸科、口腔病理科、口腔颌面影像科。其中,全科专业基地包含全科临床培训基地和社区实践基地两部分,临床培训基地设在三级甲等综合医院,而社区实践基地则是在辖区卫生行政部门设置的、在当地具有示范作用的社区卫生服务中心或乡镇卫生院,设有全科和预防保健科。

不同省份专业基地的设置可有差异,如浙江省强调宽基础的培养,专业基地设置相对集中,目前共有 23 个,分别是内科、儿科、急诊科、皮肤科、精神科、神经内科、全科、康复医学科、外科、神经外科、骨科、儿外科、妇产科、眼科、耳鼻咽喉科、麻醉科、临床病理科、检验医学科、放射科、超声医学科、核医学科、放射肿瘤科、口腔全科。

专业基地接受国家和省级卫生行政部门的动态管理和监督指导。对达不到专业基地认定标准要求或培训质量难以保证的专业基地,国家和省级卫生行政部门有权取消其专业基地资格。

参考文献

[1]国家卫生计生委办公厅.国家卫生计生委办公厅关于印发住院医师规范化培训基地认定标准(试行)和住院医师规范化培训内容与标准(试行)的通知(国卫办科教发〔2014〕48 号)[EB/OL].(2014-08-22)[2018-05-31].http://www.nhfpc.gov.cn/qjjys/s3593/201408/946b17f463fa4e5dbcfb4f7c68834c41.shtml.

（阮恒超）

11. 住院医师规范化培训基地认定的基本条件是什么?

培训基地应设在三级甲等医院。医院应依法取得医疗机构执业许可证,且近 3 年来未发生省级及以上卫生行政部门通报批评的重大医疗事件。培训基地间可建立协同协作机制,共同承担培训任务。[1]根据培训内容需要,可将符合专业培训条件的其他三级医院、妇幼保健院和二级甲等医院及基层医疗卫生机构、专业公共卫生机构等作为协同单位,形成培训基地网络。培训基地的基本要求如下:

（一）培训设施设备要求

培训基地的科室设置、诊疗能力和专业设备等条件能够满足《住院医师规范化培训基地认定标准（试行）》各专业基地细则的要求。有满足培训需要的教学设备、示范教室及临床技能模拟训练中心等教学设施。图书馆馆藏资源种类齐全,有满足培训需要的专业书刊、计算机信息检索系统与网络平台。

（二）培训制度建设要求

住院医师规范化培训组织管理机构健全。培训基地主要行政负责人作为培训工作的第一责任人全面负责基地的培训工作,分管院领导具体负责住院医师规范化培训工作;教育培训管理职能部门作为协调领导机制办公室,具体负责培训工作的日常管理与监督;承担培训任务的科室实行科室主任责任制,健全组织管理机制,切实履行对培训对象的带教和管理职能。有3年以上住院医师规范化培训组织实施经验;有系统的培训方案、实施计划、培训人员名单及考核成绩等记录。有动态管理评估机制,及时评价培训对象的培训效果和指导医师的带教质量;住院医师规范化培训任务作为考核科室建设和指导医师绩效的重要指标。

(三)其他

培训基地应贯彻《关于建立住院医师规范化培训制度的指导意见》精神,落实培训对象有关待遇和培训期间的有关人员管理工作。落实《住院医师规范化培训管理办法(试行)》要求,严格培训标准、培训考核,加强医疗安全教育、监督和培训指导,创新培训方法,确保培训质量和效果。

参考文献

[1]国家卫生计生委办公厅.国家卫生计生委办公厅关于印发住院医师规范化培训基地认定标准(试行)和住院医师规范化培训内容与标准(试行)的通知(国卫办科教发〔2014〕48号)[EB/OL].(2014-08-22)[2018-05-31].http://www.nhfpc.gov.cn/qjjys/s3593/201408/946b17f463fa4e5dbcfb4f7c68834c41.shtml.

(阮恒超)

12. 住院医师规范化培训专业基地认定的基本条件是什么?

专业基地所在的单位必须达到《住院医师规范化培训基地认定标准(试行)》的要求,相关专业科室不具备培训条件的专科医院,需联合区域内培训相关专业基地所在医院作为协同医院。[1]专业基地认定的基本要求如下:

(一)师资队伍条件

专业基地指导医师的中高级职称的比例应达到《住院医师规范化培训基地认定标准(试行)》各专业基地细则的要求。每名指导医师同时带教的培训对象不超过3名。指导医师由任职主治医师专业技术职务3年以上的医师担任,熟悉本专业系统的理论知识,具有丰富的临床经验、较强的指导带教能力、严谨的治学态度,熟悉住院医师规范化培训的相关规定,有良好的职业道德和医患沟通能力、团队合作能力,能以身作则,为人师表。专业基地负责人除应具备指导医师的上述条件外,还应具备相应的管理及科研能力。

（二）科室建设条件

专业基地的总床位数、年收治患者数、年门诊量和急诊量、配备的专业诊疗设备等达到《住院医师规范化培训基地认定标准（试行）》各专业基地细则要求。专业基地收治的疾病种类基本覆盖本专业常见多发疾病，诊治数量满足《住院医师规范化培训基地认定标准（试行）》各专业基地细则要求。能按照相关医疗制度要求，规范开展疑难疾病和死亡病例讨论、定期查房、转诊会诊、医疗差错防范等教学、诊疗和科研活动。专业基地所在的医院的相关科室缺如或疾病种类数量不符合《住院医师规范化培训基地认定标准（试行）》相应要求的，可联合符合条件的三级医院或二级甲等医院作为协同医院，协同医院数量不超过 3 家。

（三）其他要求

专业基地应牵头组织协调相关专业科室制订和落实本专业具体培训计划，做好培训全过程管理和培训考核相关工作，并配合做好其他专业培训对象的指导带教管理工作。

培训过程管理落实科室主任总负责制和指导医师负责制，科室主任统筹落实入科教育、过程考核、出科考核和定期评估，并定期检查评价指导医师带教工作，确保培训质量。指导医师负责落实培训计划，将医德医风、医患沟通和职业素质等内容贯穿培训全过程，指导督促培训对象完成培训内容并如实填写住院医师规范化培训登记手册。

参考文献

[1]国家卫生计生委办公厅.国家卫生计生委办公厅关于印发住院医师规范化培训基地认定标准（试行）和住院医师规范化培训内容与标准（试行）的通知（国卫办科教发〔2014〕48 号）[EB/OL].（2014-08-22）[2018-05-31].http://www.nhfpc.gov.cn/qjjys/s3593/201408/946b17f463fa4e5dbcfb4f7c68834c41.shtml.

（阮恒超）

 13. 培训基地为学员提供的保障措施有哪些？

在住院医师规范化培训过程中，培训基地需要为学员提供相关的保障措施，具体如下：

（一）人事保障

单位委派到培训基地参加培训（含本单位、外单位）的学员，其人事关系在原单位不变。以社会人形式参加培训的住院医师,人事关系挂靠培训基地,且依法参加并享有养老、医疗、失业、生育、工伤、公积金等社会保障,由培训基地参照事业单位在编人员缴金比例和资金来源缴纳企业年金,并享受国家法律法规规定的以及合同约定的相关福利待遇,其工资奖金按照其学历和资历情况,参照所在培训医院同类人员水平发放。[1][2]

(二)经费保障

关于单位委派的、面向社会招生的以及具有研究生身份的培训对象的经费保障措施已在"国家关于住院医师规范化培训的经费保障政策是什么?"中回答。另外,各培训基地及其所在的医疗机构应提供必要的教学设施、工作条件及相应费用,如发放培训学员值班费、餐费补贴、住宿补贴或提供免费住宿,部分医院发放交通补贴或绩效奖金。因个人原因延长培训或重复培训的费用,由培训对象承担。

(三)执业注册

根据《中华人民共和国执业医师法》及有关规定,培训对象可以参加医师资格考试,由所在培训基地协助报名与资格审核。在其未取得执业医师资格以前,按《中华人民共和国执业医师法》规定的试用期医学毕业生进行管理。[3]培训期间取得执业医师资格是培训考核合格的必备条件,同时根据国家的相关规定:"在住院医师规范化培训期间,已经通过医师资格考试并执业注册的执业医师,经过培训基地同意,可以在轮转科室参加培训的业务范围内,独立出具诊断报告,独立书写病历和独立开具处方"。[4]在实际执行中,培训基地都应加强考核,强调在上级医生监督下,住院医师独立行使相应的医疗权限。部分省市规定:除法律法规和政策规定的原因外,培训对象因两次执业医师考试未通过、培训考核不合格需要延长培训期限的,须由本人申请,培训医院同意。延长期内签订培训协议,不再签订"培训暨劳动合同",不再享受工资福利和社会保障待遇,培训所需费用由个人承担。原则上顺延期限不超过3年。单位人培训结束后按照协议办理离开培训基地手续,培训基地不得留用。培训学员的培训年限计入个人档案,其专业技术职称资格评聘与同年资医师同等对待。

(四)其他

提供住院医师规范化培训政策相关的咨询和支持服务,如住院医师规范化培训临床医学硕士专业学位研究生培养衔接问题,根据国家政策相关规定:取得住院医师规范化培训合格证书并符合国家学位要求的临床医师,可授予医学硕士专业学位;符合住院医师规范化培训管理要求,按照住院医师规范化培训标准内容进行培训并考核合格的医学硕士专业学位研究生，可取得住院医师规范化培训合格证书。培训基地要为相关政策提供咨询服务，如果条件许可，可帮助协调相关医学院校研究生学位相关事宜。

参考文献

［1］国家卫生计生委，中央编办，国家发展改革委，教育部，财政部，人力资源社会保障部，国家中医药管理局.关于建立住院医师规范化培训制度的指导意见（国卫科教发〔2013〕56号）［EB/OL］.（2013-12-31）［2018-05-31］. http://www.nhfpc.gov.cn/qjjys/s3593/201401/032c8cdf2eb64a369cca4f9b76e8b059.shtml.

［2］上海市卫生和计划生育委员会，上海市人力资源和社会保障局.关于印发《上海市住院医师规范化培训劳动人事管理办法》的通知（沪卫计人事〔2016〕38号）［EB/OL］.（2014-01-22）［2018-05-31］. http://www.wsjsw.gov.cn/wsj/n429/n432/n1487/n1500/u1ai138056.html.

［3］卫生部教育部.关于印发《医学教育临床实践管理暂行规定》的通知（卫科教发〔2008〕45号）［EB/OL］.（2008-08-18）［2018-05-31］. http://www.nhfpc.gov.cn/zwgk/wtwj/201304/a9eb0f74bacc4177b8d3d75daa70affd.shtml.

［4］国家卫生计生委.国家卫生计生委关于住院医师规范化培训期间医师独立执业问题的批复（国卫医函〔2014〕173号）［EB/OL］.（2014-05-23）［2018-05-31］. http://www.nhfpc.gov.cn/yzygj/s3578/201501/59cb6f6d1f774dccae89fb0c853b5b01.shtml.

（阮恒超）

 14. 如何进行住院医师规范化培训招收管理？

为加强住院医师规范化培训招收管理，规范培训招收工作，保证培训招收质量，国家制定了《住院医师规范化培训招收实施办法（试行）》[1]该办法适用于单位委派的培训人员和面向社会招收的培训人员的招录。办法规定：培训招收工作实行分级管理。国务院卫生行政部门（含中医药管理部门，下同）负责全国培训招收工作的政策制定和监督指导，省级卫生行政部门负责本辖区培训招收工作的组织协调和监督管理，培训基地落实培训招收主体责任，负责本基地培训招收工作的组织实施。

（一）国务院卫生行政部门的主要职责

国务院卫生行政部门的主要职责是：研究制定全国培训招收工作的有关政策；研究下达全国培训招收年度计划；统筹培训资源，推动各地、各专业均衡发展；指导监督各省（区、市）工作实施。国家根据医疗卫生事业发展需要,确定招收计划,招收名额向全科等紧缺专业和县级及以下医疗卫生机构倾斜。同时,协调东西部培训能力,每年将东部地区招收名额的一定比例用于帮助中西部地区培训部分学员。

(二)省级卫生行政部门的主要职责

省级卫生行政部门的主要职责是:贯彻执行国务院卫生行政部门培训招收工作的有关规定;制订本省(区、市)年度招收计划;落实省域间工作协同任务;指导监督本省(区、市)培训基地的招收实施工作。省级卫生行政部门根据辖区需求,每年9月向国务院卫生行政部门上报下一年度培训招收需求计划,次年按国家下达的培训招收计划,开展招收工作。

(三)培训基地的主要职责

培训基地的主要职责是:落实上级卫生行政部门的有关要求;积极开展本基地招收宣传,落实招收工作的各个环节并及时上报工作信息。

参考文献

[1]国家卫生计生委办公厅.国家卫生计生委办公厅关于印发住院医师规范化培训招收实施办法(试行)和住院医师规范化培训考核实施办法(试行)的通知(国卫科教发〔2015〕49号)[EB/OL].(2015-09-14)[2018-05-31].http://www.nhfpc.gov.cn/qjjys/s3593/201510/e9edb9ed82224b28bc935188f9f1ff38.shtml.

(洪云霞　余美月)

15. 住院医师规范化培训招收工作的具体流程是什么?

根据《住院医师规范化培训招收实施办法(试行)》[1]及国家《住院医师规范化培训管理办法(试行)》[2]的有关规定,由省级卫生行政部门负责本辖区住院医师规范化培训招收工作的组织协调和监督管理。具体流程如下:

1.省级卫生行政部门根据国家下达的招收计划,向社会公布培训基地情况、各专业招收人数、招录工作流程等相关信息。

2.报名:符合条件的住院医师规范化培训的申请人员,根据省级卫生行政部门公布的招收信息,选报培训基地和培训专业,按要求提供有关报名材料,单位委派人员还需出具本单位同意报考的证明材料,申请人需通过网络或现场报名等方式提交相关信息,根据规定自主报名。

3.审核:培训基地依据国家对培训对象资质条件的有关规定对申请材料进行审核,确定申请人的报考资格。

4.考核与录取：培训基地根据所在地省级卫生行政部门的规定，自主对培训申请人进行招收考核，重点为非培训基地医疗卫生机构招收培训住院医师。培训基地在组织招收考核时可采取笔试、面试相结合等形式进行，通过对培训申请人的综合素质和临床实践能力的测评，确定拟录取的培训对象及其接受培训的具体时间和内容。培训基地按时完成培训招收工作以后，及时向所在省级卫生行政部门报送拟招收录取信息。

5.调剂：各省（区、市）可在招收计划剩余名额内对未被录取的申请培训人员进行调剂，调剂时要优先满足全科和基层需求，确保完成国家下达的招收计划。

6.公示：培训基地将拟招收的名单通过省级卫生行政部门规定的网络平台或以其他适宜形式进行为时不少于7个工作日的公示。培训基地根据公示结果确定招收人员，并将录取结果通知相关培训对象。

7.上报：培训招收工作结束后，省级卫生行政部门将本地本年度的招收结果向社会公布，并于每年9月底前将本年度实际招收情况报告国务院卫生行政部门。

参考文献

[1]国家卫生计生委办公厅.国家卫生计生委办公厅关于印发住院医师规范化培训招收实施办法（试行）和住院医师规范化培训考核实施办法（试行）的通知（国卫科教发〔2015〕49号）[EB/OL].（2015-09-14）[2018-05-31]. http://www.nhfpc.gov.cn/qjjys/s3593/201510/e9edb9ed82224b28bc935188f9f1ff38.shtml.

[2]国家卫生计生委.国家卫生计生委关于印发住院医师规范化培训管理办法（试行）的通知（国卫科教发〔2014〕49号）[EB/OL].（2014-08-22）[2018-05-31]. http://www.nhfpc.gov.cn/qjjys/s3593/201408/6281beb3830c42c4a0d2319a2668050e.shtml.

（洪云霞　余美月）

 16.在培训招收过程中出现违纪违规情况如何处理？

住院医师规范化培训的招收工作严格按照国家下达的培训招收计划，根据公布的培训基地、培训专业进行，在省级卫生行政部门规定的招收流程内开展，如有违纪违规或弄虚作假，则根据国家《住院医师规范化培训招收实施办法（试行）》[1]及《浙江省住院医师规范化培训实施办法》[2]规定，对培训招收工作中出现违纪违规、弄虚作假的培训基地，视情节轻重给予通报批评直至取消其基地资格，并根据有关规定提请其主管机关、单位对当事人予以相应处分;对在培训招收工作中弄虚作假的培训申请人,取消其本次报名、录取资格;对录取后无故逾期2周不报到者,视为自动放弃本次培训资格,培训基地将情况说明告知学员及学员所在单位,并向上级卫生行政部门报告,省级卫生行政部门按规定给予中止。对于学员报到后无故自行退出(自行中止培训)、无故旷工达二周以上、发生重大医疗事故等情节严重者,3年内不得报名参加住院医师规范化培训。以浙江大学医学院附属儿童医院为例,学员无正当理由自行中止培训及无故旷工达二周以上、发生重大医疗事故等情节严重者,根据《浙江大学医学院附属儿童医院住院医师规范化培训学员奖惩条例》规定将中止该学员培训,并给予纪律处分。

参考文献

[1]国家卫生计生委办公厅.国家卫生计生委办公厅关于印发住院医师规范化培训招收实施办法(试行)和住院医师规范化培训考核实施办法(试行)的通知(国卫科教发〔2015〕49号)[EB/OL].(2015-09-14)[2018-05-31].http://www.nhfpc.gov.cn/qjjys/s3593/201510/e9edb9ed82224b28bc935188f9f1ff38.shtml.

[2]浙江省卫生厅、省发改委、省财政厅、省人力资源和社会保障厅、省教育厅.关于印发《浙江省住院医师规范化培训实施办法(试行)》的通知(浙卫发〔2011〕214号)[EB/OL].(2011-09-29)[2018-05-31].http://www.zjwjw.gov.cn/art/2013/8/9/art_1267707_385.html.

(洪云霞)

17. 不同学历层次的住院医师其培训年限有何不同?

根据《住院医师规范化培训内容与标准(试行)》总则规定:住院医师规范化培训年限一般为3年(在校医学专业学位研究生实际培训时间应不少于33个月)。已具有医学专业学位研究生学历的人员和已从事临床医疗工作的医师参加培训,由培训基地及专业基地依据本培训标准,结合其临床经历和实践能力,确定接受培训的具体时间和内容,在规定时间内未按照要求完成培训任务或考核不合格者,培训时间可顺延,顺延时间最长为三年。

本科学历层次的住院医师培训年限是三年。由于我国的研究生学位有专业学位和学术学位,不同的类型其临床培训经历及临床能力要求各异。因此,针对已毕业研究生参加住院医师规范化培训,在确定培训年限时,要充分考虑学员的学历背景和临床经历。住院医师规范化培训的目标是培养临床医师的临床诊疗能力,减少培训年限时应始终把握这一核心目标。各省根据国家的基本要求,制订了具有各省特色的培训年限减免方案。浙江省作为住院医师规范化培训先行先试的省份,在 2012 年即制定了《浙江省住院医师规范化培训管理实施细则(试行)》,在"培训时间"这一条款中,对于不同学历类型和不同临床经历已毕业的研究生参加培训的年限,做了详细规定。对于培训年限审核的程序也有明确规定:由市毕业后教育委员会办公室审核后确定培训时间并报省毕业后教育委员会办公室备案。具体如下:

(1)医学专业学位博士、在硕士研究生阶段为医学专业学位的医学学术学位博士要接受不少于 1 年的住院医师规范化培训。

(2)硕士研究生阶段为医学学术学位的医学学术学位博士要接受不少于 2 年的住院医师规范化培训。

(3)曾在三级医院相关学科培训、工作累计满三年的硕士研究生要接受不少于 1 年的住院医师规范化培训。

(4)医学专业学位硕士要接受不少于 2 年的住院医师规范化培训。

(5)医学学术学位硕士要接受 3 年的住院医师规范化培训。

(许晓华　彭　菁　冯锦波)

 ## 18. 如何安排学员的轮转计划?

住院医师规范化培训以培育岗位胜任能力为核心,依据培训内容与标准分专业实施,重点是提高临床规范诊疗能力,适当兼顾临床教学和科研素养。[1]根据各专业培训细则的要求,在本专业和相关专业科室进行轮转,是住院医师规范化培训的主要方式,因此科学、合理地安排轮转计划直接关系到培训目标的实现。

由于学员存在学历、学位、有无执业医师资格等背景差异,培训年限也各异,轮转要求虽有统一规定,但是轮转计划的安排是有差异的。因此,在如何安排学员轮转计划方面,既要适当考虑学员的背景和年限,更要从专业出发,充分满足专业培训目标的要求。具体有以下几个因素需要引起重视:

(一)培训年限为 3 年的轮转安排

培训年限是 3 年的住院医师,轮转时间不少于 33 个月,部分专业的培训细则规定了必选和可选的轮转科室,部分专业有明确的培训年度及轮转科室规定(如妇产科),这些专业按培训细则执行。大部分专业没有这样明确的规定,建议 3 年制学员轮转安排时考虑以下因素:

①结合学员背景(有无执业医师资格、临床专业训练经历等)进行临床和非临床科室安排,轮转顺序可以结合专业基地的建议和各轮转科室的床位、师资以及能承受的学员数量等统筹安排。

②长程轮转科室(如 3 个月以上的科室)是一次性安排还是按培训的不同时段分层递进安排? 如内科专业基地的学员要在消化内科轮转 3 个月:可以 3 个月一次性安排,或是每年 1 个月,也可第一年 1 个月,第二、三年 2 个月一次性安排,建议各个基地开展一些不同轮转安排培训效果的教学研究,不断优化轮转安排,增强培训效果。

(二)培训年限为 2 年和 1 年的轮转安排

针对各培训基地将培训年限调整为 2 年或 1 年的学员,如何进行轮转安排?住院医师规范化管理者是将所规定的科室轮转时间按比例递减(如 3 年制内科专业基地学员在传染科要求轮转 2 个月,2 年制减至 40 天,一年制减至 20 天)? 还是随意安排(自选几个科室)? 或是以本科室轮转为主?我们认为:应先制订规则,再做具体的个性化安排。具体需要重点考虑如下 3 个因素:

(1)各科时间上不提倡按比例递减,建议规定科室轮转的最少时间是 1 个月,尽量避免出现轮转一周或两周现象(个别学科可以例外),这样既与临床科室的工作排班相衔接,也符合临床学习的需要。

(2)制定优先轮转科室原则,以浙江省为例,该省将放射科、麻醉科、检验科、急诊 4 个科室定为住培学员提升必备能力的公共平台,凡是各专业细则的轮转要求中,涉及这 4 个科室的轮转,须优先满足,然后满足相关二级专业的科室轮转,最后满足本专业科室的轮转。

(3)建议各专业基地在国家规定的必选轮转科室的基础上,结合学员的实际情况,对可选的轮转科室进行优化,为安排轮转计划的管理者提供参考。

参考文献

[1]国家卫生计生委办公厅.国家卫生计生委办公厅关于印发住院医师规范化培训基地认定标准(试行)和住院医师规范化培训内容与标准(试行)的通知(国卫办科教发〔2014〕48 号)[EB/OL]. (2014-08-22)[2018-05-31]. http://www.nhfpc.gov.cn/qjjys/s3593/201408/946b17f463fa4e5dbcfb4f7c68834c41.shtml.

(余美月　严梦玲　陈韶华)

19.专业基地(轮转科室)给住院医师分配医疗组和带教老师需要考虑哪些因素?

住院医师规范化培训学员进入专业基地(或轮转科室)的第一天,教学主任或教学秘书需要将住院医师纳入相关医疗组并分配带教老师,这是非常重要而且关键的步骤,直接影响着住院医师规范化培训内容能否完成以及培训质量是否达标。该步骤需要遵循并掌握相关的规定和要求,切忌随机分配。分配时需要考虑以下因素:

1.明确住院医师的年资和专业:在分组之前,要掌握住院医师的相关信息,如专业、培训年限和年资,并明确相关专业的培训细则和要求,渗透分层分级的培训理念,在有条件的情况下,同一个医疗组安排不同年资的住院医师,可以形成高年资住院医师指导低年资住院医师的梯队,从而逐步培养住院医师的教学能力。

2.明确师资的带教资质:培训基地、专业基地对相关的轮转科室的带教师资要有统筹的规划,轮转科室的行政主任应将住院医师规范化培训工作纳入科室统筹管理的范畴之中,应注意:

(1)在安排各个医疗组带组的医师团队(包括主治医师、副主任医师或主任医师)时,需要考虑有足够带教资质的师资;

(2)分配住院医师时也要考虑师资的带教积极性、水平以及特长,如全科专业的住培学员应尽量分配给进行过全科师资培训的老师带教;

(3)实际带教的师生比:每名师资指导住院医师不超过3名[1],一般1~2名。

3.掌握医疗组的病种分布或重点诊疗方向:教学主任或秘书在对不同专业住培学员进行医疗组分配时,应根据住培各专业培训细则的要求,充分考虑规定的轮转时间、病种及操作的具体要求,做统筹安排。部分轮转科室设有亚专业组,如心内科可能设置心脏综合组、冠脉介入组、心电生理组等,如果将住院医师在心内科的3个月轮转都安排在冠脉介入组,显然住院医师不能接触足够多的病种,很难完成培训内容。如有可能,尽量安排在心脏综合组,或者通过组别轮换或其他方式来帮助住院医师完成培训内容。

4.不断总结、反思与优化:学员出科时都会对轮转科室进行360度评价或反馈,笔者建议教学秘书在做好培训台账资料整理时,应注意收集、总结并反思学员的意见和建议,取长补短,不断优化住院医师进科后的医疗组分配方案,以保证每位住培学员均等的学习机会和有足够的病种覆盖,以确保

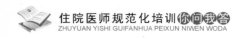

住培的同质化培训水平。

参考文献

[1]国家卫生计生委办公厅.国家卫生计生委办公厅关于印发住院医师规范化培训基地认定标准(试行)和住院医师规范化培训内容与标准(试行)的通知(国卫办科教发〔2014〕48号)[EB/OL].(2014-08-22)[2018-05-31].http://www.nhfpc.gov.cn/qjjys/s3593/201408/946b17f463fa4e5dbcfb4f7c68834c41.shtml.

（彭　菁　陈韶华）

 20. 住院医师规范化培训如何执行专业培训细则?

住院医师规范化培训是以培育岗位胜任能力为核心,依据《住院医师规范化培训内容与标准(试行)》分专业实施的。[1]其目的是经过规范化培训后的学员能够掌握本专业及相关专业的临床医学基础理论、基本知识和基本技能,能够了解和运用循证医学的基本方法,具有疾病预防的观念和整体临床思维能力、解决临床实际问题的能力、自主学习和提升的能力。培训内容重点是提高临床规范诊疗能力,还包括医德医风、政策法规、人际沟通交流能力等,适当兼顾临床教学和科研素养。《住院医师规范化培训内容与标准(试行)》对每个专业都有轮转、疾病种类和例数的要求。各培训基地及专业基地都必须依据本培训标准,结合本基地的实际情况,制订具体的培训计划。

1.规范化安排临床轮转。应严格执行《住院医师规范化培训内容与标准(试行)》之规定,不因人而异。在符合国家标准的前提下,根据医院自身条件制订培养实施方案,形成住院医师规范化培训的个人轮转表。对于缩减年制的轮转安排:各科轮转时间上不提倡按比例递减,事先设定必轮科室,制定优先原则(详见:如何安排学员的轮转计划?)。在这个原则下,根据医院的资源来统筹安排住院医师规范化培训的个人轮转表。

2.严格按照培训内容的要求。最核心的问题是要完成规定的疾病种类和例数、操作种类和例数要求。国家对住培各专业在疾病与操作两大方面,都有明确的种类和例数的规定,并要求按质按量完成。各专业基地(轮转科室)要指导并督促住院医师通过管理患者,参加门、急诊工作和各种教学活动(教学查房、病例讨论、专业讲座、小讲课等),完成规定的病种和基本技能操作数量。对于各个专业而言,如果达不到这些要求,就要采取一系列的教学活动来进行弥补,对于核心指标不达标者应不予出科。作为带教老师除了关心本专业的培训标准外,还要关心其他相关专业的标准与要求,在培养过程中要实时监控标准的完成情况,及时查漏补缺。

3. 注重分阶段的培养目标。针对不同年级的住培学员应有不同的带教重点,带教老师要注意逐级引领提升住培学员的岗位胜任力,从基本知识的传授到临床思维和技能模拟训练,从上级医师指导下的临床实践再到独立承担临床工作,注重循序渐进的这一阶梯式教学(详见:如何进行不同专业学员的带教?),切实履行好带教的职能。

参考文献

[1]国家卫生计生委办公厅.国家卫生计生委办公厅关于印发住院医师规范化培训基地认定标准(试行)和住院医师规范化培训内容与标准(试行)的通知(国卫办科教发〔2014〕48号)[EB/OL].(2014-08-22)[2018-05-31].http://www.nhfpc.gov.cn/qjjys/s3593/201408/946b17f463fa4e5dbcfb4f7c68834c41.shtml.

(陈青江　耿晓北)

 21. 国家关于住院医师规范化培训考核的职责分工如何?

《住院医师规范化培训考核实施办法(试行)》规定[1],培训考核工作实行国务院卫生行政部门、省级卫生行政部门和培训基地三级管理。

国务院卫生行政部门(含中医药管理部门)负责全国培训考核工作的统筹管理,省级卫生行政部门负责本辖区培训考核工作的组织管理,培训基地负责过程考核及相关工作的具体落实,考核基地负责结业考核工作的具体落实。具体分工如下:

(一)国务院卫生行政部门

研究确定考核模式,制定考核标准,建立考核题库,规范考务管理,公布考核信息,统筹管理住院医师规范化培训合格证书,指导监督各省(区、市)的考核工作。根据需要,国务院卫生行政部门可指定有关行业组织、单位协助负责相关具体工作。如:国家卫生行政部门人才交流服务中心负责建立国家理论考核题库,制定理论考核大纲和临床实践能力考核指导标准,指导各地考核实施,提供考核技术支持服务。

(二)省级卫生行政部门

贯彻执行国务院卫生行政部门培训考核工作的有关规定,制订本省(区、市)考核实施方案,遴选建设考核基地,组建和培训管理考官队伍,组织

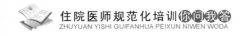

实施培训考核,公布本省(区、市)考核结果,颁发住院医师规范化培训合格证书,管理监督本辖区的考核工作。根据需要,省级卫生行政部门可指定有关行业组织、单位协助负责相关具体工作。

(三)培训基地

落实上级卫生行政部门的有关要求,组织实施培训过程考核,组织结业考核报名,协助申领住院医师规范化培训合格证书。考核基地由省级卫生行政部门遴选认定并报国务院卫生行政部门备案,承担结业考核任务。

各省根据国家卫生行政部门《住院医师规范化培训考核实施办法(试行)》的文件精神,结合本省的实际情况,制定具有本省特色的培训考核实施方案。

参考文献

[1]国家卫生计生委办公厅.国家卫生计生委办公厅关于印发住院医师规范化培训招收实施办法(试行)和住院医师规范化培训考核实施办法(试行)的通知(国卫科教发〔2015〕49号).〔EB/OL〕.(2015-09-14)〔2018-05-31〕.http://www.nhfpc.gov.cn/qjjys/s3593/201510/e9edb9ed82224b28bc935188f9f1ff38.shtml.

(俞鸿雁 蒋国平)

22. 住院医师规范化培训考核包括哪几部分?

住院医师规范化培训考核是住院医师规范化培训的重要组成部分,是鉴定和保证住院医师培训效果的核心环节。[1]《住院医师规范化培训考核实施办法(试行)》规定[2],培训考核包括过程考核和结业考核两部分,目的是评估培训对象是否达到《住院医师规范化培训内容与标准(试行)》规定的要求。

过程考核主要包括日常考核、出科考核、年度考核,内容涉及医德医风、临床职业素养、出勤情况、临床实践能力、培训指标完成情况和参加业务学习情况等方面,由培训基地、专业基地与轮转科室共同组织与实施。日常考核和出科考核主要由培训轮转科室负责,出科考核原则上应当在培训对象出科前完成,并由专业基地审核其真实性和有效性。年度考核由培训基地组织实施,应当在培训对象完成每一年度培训后进行。过程考核是对培训对象在培训期间临床能力水平与素质的动态评价,由培训基地严格组织实施,过程考核结果需及时记录在住院医师规范化培训考核手册或住院医师规范化培训管理系统。

结业考核是衡量培训整体效果的结果性综合评价,分为临床实践能力考核和专业理论考核两部分。临床实践能力考核主要检验培训对象是否具有规范的临床操作技能和独立处理本专业常见多发疾病的能力,采取模拟操作或临床操作等形式进行。专业理论考核主要评价培训对象综合运用临床基本知识、经验,安全有效规范地从事临床诊疗活动的能力,原则上采用人机对话形式进行,考核试题应当从国家设立的理论考核题库中抽取。结业考核由省级卫生行政部门组织实施,在省级卫生行政部门认定的考核基地进行,原则上在每年6月底前完成。

由于进入规范化培训的住院医师教育背景不同,知识水平和临床能力存在差异,建议培训基地增加摸底考核,作为诊断性考核的一部分放在岗前培训中,考核结果作为住院医师分层培养的依据,达到因材施教的目的。同时,因培训专业的特殊性,如眼科、耳鼻咽喉科等专业,住院医师在本专业基地的轮转超过4个月,建议增加考核次数,如经2~3个月培训后,可开展一次阶段性考核,便于及时了解培训效果,从而有效监控培训质量。

参考文献

[1]胡滨.国内外住院医师规范化培训考核评价模式的研究[J].卫生软科学,2013(8):480-482.

[2]国家卫生计生委办公厅.国家卫生计生委办公厅关于印发住院医师规范化培训招收实施办法(试行)和住院医师规范化培训考核实施办法(试行)的通知(国卫科教发〔2015〕49号)[EB/OL].(2015-09-14)[2018-05-31].http://www.nhfpc.gov.cn/qjjys/s3593/201510/e9edb9ed82224b28bc935188f9f1ff38.shtml.

(俞鸿雁 蒋国平)

 23. 过程考核如何组织与实施?

《住院医师规范化培训考核实施办法(试行)》规定[1],培训基地应当严格过程考核。过程考核是住院医师规范化培训体系中至关重要的组成部分,因各家培训基地实际情况不同,过程考核组织形式各不相同。

以浙江大学医学院附属第一医院过程考核组织与实施为例,医院医学教育委员会按照国家《住院医师规范化培训考核实施办法(试行)》和《浙江省住院医师规范化培训临床技能考核要求》[2]制定考核规程,由教学管理部门联合各专业基地和轮转科室具体实施考核工作,出台《浙大一院住院医师规范化培训考核管理办法》,考核评价体系是由日常评价、出科考核、年度考核构成的多层次评价系统,对考核对象、时间、内容与负责人等内容进行规定。就分工而言,教学管理部门主要负责管理监督各专业基地和轮转科室的组织实施,汇总和分析考核成绩,联合专业基地共同组织开展摸底考核、年度考核等大型考试。专业基地和轮转科室是考核工作的具体实施者,负责考试命题,考官管理、过程考核和出科考核的组织和成绩记录。

就考核形式而言,日常考核注重住院医师在轮转科室的医疗工作及培训完成情况,包括临床工作和教学活动出勤率、规定病种/操作完成率、医疗记录完成情况、DOPS/mini-CEX 等形成性评价等,由科室带教老师负责评价和反馈,通过考察来促进学员的能力提高。出科考核主要检查住院医师在轮转科室的岗位胜任力,包括理论知识和实践能力的考核,由轮转科室考核小组根据培训大纲要求制定具体考核内容,教学管理部门通过实地抽查与信息系统核查,监督各轮转科室出科考核的实施情况。年度考核主要考核住院医师当年度培训轮转计划(临床实践的指标)达标情况和临床综合实践能力等方面,包括理论和 OSCE。理论考试由浙江大学医学院继续教育中心统一组织实施,OSCE 由教学管理部门联合各专业基地组织实施,可综合考察学员的问诊体检技巧、辅助检查结果判读、鉴别诊断、疾病处理、沟通技巧和患者教育等能力。这样的考核体系设置能够围绕以岗位胜任力为核心的住院医师培养目标,考核的不仅仅是医学知识,而且包括患者照顾、学习能力、人际沟通能力、职业素养和临床实践等多种能力。

参考文献

[1]国家卫生计生委办公厅.国家卫生计生委办公厅关于印发住院医师规范化培训招收实施办法(试行)和住院医师规范化培训考核实施办法(试行)的通知(国卫科教发〔2015〕49 号)[EB/OL].(2015-09-14)[2018-05-31].http://www.nhfpc.gov.cn/qjjys/s3593/201510/e9edb9ed82224b28bc935188f9f1ff38.shtml.

[2]浙江省卫生和计划生育委员会.浙江省卫生计生委办公室关于开展 2017 年浙江省住院医师规范化培训结业考核的通知[EB/OL].(2017-04-05)[2018-05-31].http://www.zjgme.org.cn/OtherInfo/NewsShow.aspx? news_id＝9c47e4ca-1d6b--4906-a8fd-a74c012822b1.

(俞鸿雁 蒋国平)

24. 结业考核如何组织与实施?

结业考核由各省(区、市)组织实施,原则上要于每年 6 月底前完成。取得医师资格证书且培训过程考核合格者,需根据国家及各省市结业考核通知的时间节点进行报名,并按要求提供有关材料,理论考核和临床技能考核分开举行,目前绝大多数省份(如浙江省)的结业考核无须缴纳考试报名费。培训基地对学员报名材料进行初审,报省级卫生行政部门核准后,学员在省级卫生行政部门认定的考核基地参加结业考核。各省级卫生行政部门或其指定的行业组织、单位负责组织实施结业考核,从国家建立的理论考核题库抽取理论考核试题组织专业理论考核,并安排实施临床实践能力考核。合格者颁发国家统一制式的住院医师规范化培训合格证书。未通过临床实践能力考核、专业理论考核或其中任一项者,根据培训基地所在地省级卫生行政部门有关规定可申请参加次年结业考核。[1]

结业考核包括专业理论考核和临床实践能力考核两部分。

专业理论考核部分由国家卫生计生委人才交流服务中心(以下简称中心)组建 34 个临床(含口腔)培训专业的题库,各省级卫生行政部门可自愿选择与中心对接、自国家题库中抽题组卷,也可自行命题组卷。使用国家题库的地区,由中心提供人机对话考核技术服务、考核结果分析等指导服务工作,根据考区需求,中心可提供通过标准建议。为保障公平、公正和同质化的培训效果,目前全国大部分省份结业理论考核纳入国家统一命题、组卷和阅卷[2],浙江省从 2016 年开始,结业理论考试纳入国家统一命题、组卷和阅卷。

临床实践能力考核部分,根据国家卫生行政部门颁布的《住院医师规范化培训内容和标准(试行)》,由中心组织制定各专业临床实践能力考核指导标准,各考区根据该标准制定本地的考核标准并组织实施,可委托医师协会等行业组织、有关单位具体实施。[2]以浙江省为例,结业技能考核在国家要求的基础上,自行设计考核方案,如:2017 年制定了《2017 年浙江省住院医师规范化培训临床实践能力结业考核项目》[3]和《浙江省住院医师规范化培训结业考核临床实践能力考核要求》[3]等文件,规范考试的各项要求:统一考核标准,统一考核形式,统一考核内容和命题,统一组织实施,统一考核合格线。2018 年 4 月由浙江省毕业后医学教育委员会组织编写并正式出版了《住院医师规范化培训临床实践能力结业考核规程》,这标志着住院医师规范化培训临床实践能力结业考核的"浙江方案"正式出台。

参考文献

[1]国家卫生计生委.解读《住院医师规范化培训招收实施办法(试行)》和《住院医师规范化培训考核实施办法(试行)》[EB/OL].(2015-10-09)[2018-05-31].http://www.nhfpc.gov.cn/zwgk/jdjd/201510/6db0b001766040909ab6ba892fa97d95.shtml.

[2]国家卫生计生委办公厅.2017 年住院医师规范化培训结业考核工作政策解读.

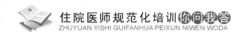
[EB/OL]. (2017-05-05)[2018-05-31]. http://www. nhfpc. gov. cn/zwgk/jdjd/201705/252a4fe8381c42048b04d6c32d52cff4. shtml.

[3]浙江省卫生和计划生育委员会.浙江省卫生计生委办公室关于开展 2017 年浙江省住院医师规范化培训结业考核的通知[EB/OL]. (2017-04--05)[2018-05-31]. http://www. zjgme. org. cn/OtherInfo/NewsShow. aspx? news_id＝9c47e4ca-1d6b-4906-a8fd-a74c012822b1.

（俞鸿雁　蒋国平）

25.担任结业考核任务的考官应具备什么条件？

建设一支高水准的结业考核考官队伍是确保结业考核质量的重要因素之一。国家规定,承担结业考核任务的考官应当具有高级卫生专业技术职称和住院医师规范化培训指导带教经历,经省级卫生行政部门组织的考官培训并认定。[1]各省贯彻执行国务院卫生行政部门培训考核工作有关的规定,制订本省区域的考核实施方案,组建和培训考官队伍,管理监督本辖区的考核工作。

浙江省于 2012 年即组织住院医师规范化培训的结业考核,在考核要求、考官队伍建设及培训方面,形成了一套具有本省特色的考核方案,多年来的实践,证实该考核方案在保证考核顺利进行和保证考核质量方面切实有效。浙江省住院医师规范化培训结业考核中关于考官设置、条件职责和遴选培训要求如下:

(一)关于结业考核考官设置

1.每个临床实践能力考核基地设总考官 1 名,一般由培训基地负责人担任;

2.每个学科设主考官 1 名,由考核基地指定;

3.每个考站设 2 名考官,其中 1 名考官由考核基地选派,另外 1 名考官从其他单位选派。

(二)各类考官应具备的条件和职责[2]

1.考官

需具备以下条件:①为人正直,品行端正,有良好的医德医风;②遵守国家法律,遵守考试保密规定,严格执行考试纪律;③具有副主任医师及以上专业技术职务或为三年以上主治医师并有指导住院医师培训的经历;④经省卫生行政部门组织的考官培训合格,持有考官证;⑤严格按照临床技能考核相关要求,对照评分标准对考生应试情况进行评分。

2.主考官

除具备考官的条件外,还应具备:①副主任医师及以上专业技术职务;②五年以上临床实践或带教工作经历;③考核过程中负责所在专业学科考组的执考工作,协调和监督其他考官按照评分标准对考生应试情况予以评分。

3.总考官

除具备考官的条件外,还应具备:①主任医师专业技术职务;②丰富的临床实践及带教工作经验;③较强的组织协调能力,全面负责所在临床技能考核基地的组织、协调工作;④指导和监督主考官和考官进行临床技能考核执考,处理考核过程中遇到的各类突发情况。

(三)考官遴选和培训

浙江省的住院医师规范化培训结业考核在浙江省卫生行政部门的统一领导和部署下,由浙江省医学学术交流管理中心负责具体工作。省医学学术交流管理中心每年公布考核通知的同时即公布考官的遴选要求和条件,考前两周组织召开全省住培结业考核备考工作会议和考官培训会议,全省遴选的考官必须参与培训并考核合格。培训内容包含当年临床实践技能结业考核的具体安排和要求、临床实践技能考核的考务工作和执考要求。考官通过培训明确考核的内容、流程、评分要求、标准及考场规则。同时要求,考官必须具备高度的责任心,按规定执行考核判分工作,保证考核公平、公正。考官名单一经确认原则上不得随意更改,如因特殊原因不能参加考核工作,应提前一周上报省卫生行政部门。

参考文献

[1]国家卫生计生委办公厅.国家卫生计生委办公厅关于印发住院医师规范化培训招收实施办法(试行)和住院医师规范化培训考核实施办法(试行)的通知(国卫科教发〔2015〕49号)[EB/OL].(2015-09-14)[2018-05-31].http://www.nhfpc.gov.cn/qjjys/s3593/201510/e9edb9ed82224b28bc935188f9f1ff38.shtml.

[2]浙江省卫生计生委办公室.浙江省卫生计生委办公室关于2017年浙江省住院医师规范化培训临床实践能力结业考核有关事项的通知(浙卫办科教发函〔2017〕3号)[EB/OL].(2017-05-16)[2018-05-31].http://www.zjwjw.gov.cn/art/2017/6/1/art_1208235_7420951.html.

(范伊静　华晨晨　李怡宁)

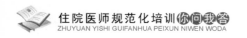

26. 学员因疾病等特殊原因不能参加结业考核的情况应如何处理？

《住院医师规范化培训考核实施办法（试行）》规定[1]，在完成住院医师规范化培训要求的基础上，因疾病等特殊原因不能参加结业考核的，需由考生及培训基地提交相应证明材料，经所在地省级卫生行政部门审核同意，保留考试资格并顺延一年参加结业考核或参加当年度补考。具体请假程序可参考如下：

1. 考生递交请假申请单/说明书等相关证明材料，由轮转科室—专业基地—教学管理部门逐级审批核实。

2. 培训基地教学管理部门上报各市、县（市、区）卫生行政部门及相关高等医学院校备案，经所在地省级卫生行政部门审核同意。

3. 以上管理部门均审核同意后方可保留考试资格，符合条件者可保留考试资格并顺延一年参加结业考核或参加当年度补考。

因结业理论考核和实践技能考核有时间差，若考生参加理论考核但因疾病等特殊原因不能参加实践技能考核的，需提前按上述程序递交相应证明材料。

若考生在参加考试期间因个人身体不适等不可抗力因素无法继续考试的，理论考核开始超过 45 分钟则认定为考试有效，不足 45 分钟则认定考试无效；技能考核若未完成所有考站内容，则所有技能考核成绩认定无效，事后向培训基地说明原因并按照要求办理手续的，则技能考核按照缺考处理，保留考试资格并顺延一年参加结业考核或参加当年度补考。

在考试前或期间遇到任何特殊情况需及时向专业基地和培训基地教学管理部门反映，以便及时处理和解决问题。

参考文献

[1] 国家卫生计生委办公厅. 国家卫生计生委办公厅关于印发住院医师规范化培训招收实施办法（试行）和住院医师规范化培训考核实施办法（试行）的通知（国卫科教发〔2015〕49 号）[EB/OL]. (2015-09-14)[2018-05-31]. http://www.nhfpc.gov.cn/qjjys/s3593/201510/e9edb9ed82224b28bc935188f9f1ff38.shtml.

（俞鸿雁　蒋国平）

27. 在住院医师规范化培训考核过程中出现违纪违规情况如何处理?

《住院医师规范化培训考核实施办法(试行)》规定[1],对培训考核中出现违纪违规行为的处理,可参照《医师资格考试违纪违规处理规定》有关精神执行。《医师资格考试违纪违规处理规定》[2],适用于在结业考核中对考生,命、审题人员,考试工作人员,其他相关人员及考点违纪违规行为的认定和处理。对考试违纪违规行为的认定与处理,应当做到事实清楚、证据确凿、程序规范、适用规定准确。国家卫生行政部门,国家医学考试中心,地方卫生行政部门,考区、考点的考试机构分层负责全国医师资格考试违纪违规行为的认定、处理和监督管理。具体如下:

1. 对考生及相关人员违纪违规行为的认定与处理。培训基地对在培训考核过程中弄虚作假的培训对象予以批评、训诫,并责成其重新考核,情节严重的延长培训时间或取消培训资格。省级卫生行政部门对在结业考核中弄虚作假的培训对象,取消其考核资格和成绩,情节严重的取消次年参加考核资格。

2. 对命、审题人员和考试工作人员的要求,明确了命、审题人员和考试工作人员违纪违规行为的认定和处理。命、审题人员和考试工作人员违纪违规,应当停止其参加命、审题工作或考试工作,视情节轻重做出或建议其所在单位给予相应处分,并将其调离命、审题工作岗位或考试工作单位(岗位)。

3. 对各类违纪违规行为的认定与处理程序。考试工作人员对考试过程中发现的违纪违规行为应当及时予以纠正,并采取必要措施收集、保全违纪违规证据,清楚记录并说明违纪违规事实、情节及现场处理情况。填写完成并经考试工作人员签字确认后,应当及时报考点主考官签字认定。考试工作人员应当如实将记录内容和拟处理意见告知被处理人。对事实清楚、证据确凿的违纪违规行为,卫生行政部门应当及时做出处理决定,出具考试违纪违规行为处理决定书,并按要求及时送达被处理人或者其所在单位。

4. 对考生,命、审题人员,考试工作人员和其他相关人员违反本规定构成犯罪的,依法追究刑事责任。

具体可参见《医师资格考试违纪违规处理规定》。

参考文献

[1]国家卫生计生委办公厅.国家卫生计生委办公厅关于印发住院医师规范化培训

招收实施办法(试行)和住院医师规范化培训考核实施办法(试行)的通知(国卫科教发〔2015〕49号)[EB/OL].(2015-09-14)[2018-05-31].http://www.nhfpc.gov.cn/qjjys/s3593/201510/e9edb9ed82224b28bc935188f9f1ff38.shtml.

[2]国家卫生和计划生育委员会.医师资格考试违纪违规处理规定(国家卫生和计划生育委员会令第4号)[EB/OL].(2014-08-10)[2018-05-31].http://www.nhfpc.gov.cn/fzs/s3576/201408/579edb1b80c841d585b08044a56f5f4c.shtml.

（俞鸿雁　蒋国平）

28. 何种情况下需要延长培训时间?

规范化培训的核心是培育岗位胜任能力。国家制定了各专业的培训内容与标准,在实施过程中,各省(区、市)可根据本地区疾病谱适当调整相关专业培训内容,原则上不得低于相应专业培训细则的要求。培训基地在负责住院医师的专业理论学习和临床实践培训过程中,培训以在本专业和相关专业科室轮转的方式进行。在规定时间内未按照要求完成培训或考核不合格者,培训时间可以顺延,顺延时间一般不超过3年,顺延期间费用由个人承担。[1]但如何顺延国家没有具体的规定,各省根据国家住院医师规范化培训的指导性意见做了一些规定,用以指导本省的住院医师规范化培训工作的开展。培训时间延长,主要可以分为两大类,具体如下:

第一类是考核不合格者或未按照要求完成培训者。

1.考核不合格者。浙江省培训管理实施细则规定:未通过过程考核者,由住院医师本人提出申请,培训基地审核同意后,培训时间顺延,顺延时间最长为一年。延期培训的费用由个人承担。培训过程考核包括考勤缺勤(天)、医德医风、临床思维能力、教学能力、参加各种形式学习情况、参加科研情况、医疗差错事故等内容,其中任何一项不合格,则过程考核不合格;出科考核不合格者,需要按规定和要求在相应科室补轮转,直到完成培训任务和考核合格。年度考核包括理论考核和临床实践技能考核,两者均合格方视为通过年度考核。在完成所有过程考核的基础上通过结业考核方可顺利结业,否则需要延长培训时间。

2.未按照要求完成培训者,因病因事导致未能按期完成轮转任务。如女性住院医师因生产享受我国法律规定不少于98天的产假,轮转时间不能满足住培轮转要求,需要延长培训时间,原则上达到轮转时间要求方可参加考核。

第二类是培训过程中有违纪违规现象。培训对象在培训期间,需遵守各项规章制度,树立良好的医德医风,积极参加并认真完成各项培训考核任务。如有违反,可视其严重程度,给予批评教育、顺延培训甚至终止培训等相应处理。[2]同时,培训基地需上报省级卫生行政部门进行备案。

参考文献

[1]国家卫生计生委.国家卫生计生委关于印发住院医师规范化培训管理办法(试行)的通知(国卫科教发〔2014〕49号)[EB/OL].(2014-08-22)[2018-05-31].http://www.nhfpc.gov.cn/qjjys/s3593/201408/6281beb3830c42c4a0d2319a2668050e.shtml.

[2]浙江省卫生厅.关于印发《浙江省住院医师规范化培训管理实施细则(试行)》的通知(浙卫发〔2011〕238号)[EB/OL].(2011-10-31)[2018-05-31].http://www.zjwjw.gov.cn/art/2013/8/12/art_1267707_384.html.

[3]浙江省卫生厅、发改委、财政厅、人力资源和社会保障厅、省教育厅.浙江省卫生厅、省发改委、省财政厅、省人力资源和社会保障厅、省教育厅关于印发《浙江省住院医师规范化培训实施办法(试行)》的通知(浙卫发〔2011〕214号)[EB/OL].(2011-09-29)[2018-05-31].http://www.zjwjw.gov.cn/art/2013/8/9/art_1267707_385.html.

(范伊静　华晨晨　李怡宁)

 ## 29. 住院医师中途退出培训该如何处理?

住院医师规范化培训年限一般为3年,培训基地、选送单位在培训期间不得无故终止、中断培训对象的住院医师规范化培训。但在实际的培训过程中,因种种原因还是有住院医师中途退出培训,需要办理退出手续。浙江省卫生行政部门在这方面做了统一的规定,设计了中止培训的申请表,便于住院医师和培训基地办理。住院医师中途退出培训主要有两种情况:

(1)因住院医师个人原因导致的中途退出。如有的住院医师考上全日制研究生,有的辞职,有的因需要调外省培训。遇到以上情况,需要去相应的管理部门适时地办理中途退出手续。其流程如下:住院医师个人填写中止培训申请,由委托单位审核签署意见,培训基地审核签署意见后,逐级上报,最终由省级卫生行政部门办理并备案。浙江省实行网上申请和纸质办理同时进行。

(2)因住院医师无故自行退培或无故中断住院医师规范化培训二周以上,则由培训基地根据培训相关规定,联系委托培训单位和培训学员,说明情况并就相关处理规定进行沟通,然后培训管理部门即按相关流程办理中止学员培训手续。

(洪云霞)

30. 培训结束离开住培基地前需注意哪些事项?

培训结束是指培训对象在规定时间内完成了所有培训任务,且过程考核、年度考核及结业考核均合格,获得住院医师规范化培训合格证书。培训对象即将离开培训基地,需要注意的事项如下:

1. 确认已完成培训时应填报的完整的个人培训记录,包括网络住培系统记录及纸质版培训手册,并交给专业基地审核,确认个人培训档案的完整性。

2. 按照培训基地的要求办理相应的离院手续:归还白大衣、胸牌、图书证,退还押金;办理党团员组织关系转接;办理执业医师注册变更手续。

3. 按时参加培训基地组织的结业典礼、颁奖典礼等活动。

(范伊静 华晨晨 李怡宁)

31. 我国毕业后医学教育网关于住院医师规范化培训基地信息化管理具有哪些功能?

随着住院医师规范化培训工作的不断推进,要高效地进行培训各项信息的管理,及时、准确、详实地反映培训的动态,就迫切需要信息化的管理系统。国家卫生行政部门于 2014 年出台《住院医师规范化培训管理办法(试行)》,明确指出:"实行培训信息登记管理制度。国家建立住院医师规范化培训信息管理系统,逐步实现住院医师培训招收、培训实施、监测评估、培训考核等全过程的信息化管理。培训基地和培训对象应当及时、准确、详实地将培训过程和培训内容记录在住院医师规范化培训登记和考核手册并妥善保存,同时将有关信息及时录入信息管理系统,作为培训考核的重要依据"。在这个方针指引下,国家卫生行政部门同时紧锣密鼓地进行住院医师规范化培训信息系统的开发和调试工作,下半年就启用了"毕业后医学教育网"(www.ccgme-cmda.cn),作为国家住院医师规范化培训信息系统的"官网"。该网站在国家卫生行政部门指导下,由中国医师协会主持规划建设,是集基地管理、培训监管、质量控制为一体的综合管理平台,具有权威性、通用性、统一性、便捷性、移动性和个性化等特点。内容上有新闻中心、政策法规、专题报道、通知公告、组织机构等,全面翔实,为各省市及时了解国家住院医师规范化培训政策,交流住院医师规范化培训动态,紧贴国家住院医师规范化培训工作的要求,开展住院医师规范化培训相关管理工作提供了便利,有效地提升了住院医师规范化培训工作的管理效率。该平台在基地管理上设西医住院医师规范化培训、中医住院医师规范化培训等不同的窗口,为相应的培训类别提供不同的通道。鉴于平台的内容涵盖较多,西医住院医师规范化培训的基地相对较多,下面仅以"西医住院医师规范化培训"为例来说明如何使用该平台。

"西医住培"窗口内含六大模块,国家住院医师规范化培训基地的相关人员按照模块内容,进行管理。目前,学员身份进入系统暂未开放,医院身份登录可以通过"西医住培"的界面,以国家住院医师规范化培训基地专设登录账号及密码进入管理系统。关于基地管理功能的使用归纳如下。

模块一即基地管理系统:该模块有以下四大功能。

(1)新闻管理:每家医院设 1~2 名通讯员承担医院新闻稿件的上报工作。

(2)基地管理:每年国家评估前会开放系统,基地要及时维护基地(包括协同医院)及学科的相关信息。

(3)基地评估:该部分可查询到国家对基地和专业基地的评估标准,在国家评估前基地需将相关内容予以完善,日常无须维护。

(4)月度监测:每月 1~7 日医院管理部门将信息如期维护并上报。

模块二即学员招收系统:每年 4~6 月开放,国家有 34 个培训专业,各基地根据本省核定的专业基地规模数上报招录计划,待 8~9 月招录报到完成后,基地须及时准确地将学员信息导入国家系统予以保存。

模块三即轮转登记系统:目前主要用于 360 度评估,只在国内部分基地进行试点,为局部开放。

模块四即住院医师规范化培训结业管理系统:可以查询到当年结业人员的住院医师规范化培训合格证申领及发放的相关信息。

模块五即师资管理系统:基地(包括协同医院)须及时将师资的信息输入"人员管理"一栏,实施师资的认证和考核。

模块六即专项调查:在国家规定时间内,维护对基地工作情况的统计、经费投入与使用的调查,上报征文、优秀带教老师的评选等相关信息和数据。

(彭　菁　许晓华　余美月)

32. 如何有效及时地使用住院医师规范化培训信息化系统?

住院医师规范化培训信息系统是指按照国家有关法律法规、政策和标准的要求,以计算机技术、网络通信技术等现代化手段,对住院医师规范化培训管理机构及相关培训基地开展的住院医师规范化培训工作,以及各主要阶段产生的业务、管理等的数据进行采集、传输、存储和分析等,为卫生行政部门、教育机构及社会公众提供全面的、自动化的管理及各种服务的信息系统[1]。为促进住院医师规范化培训管理工作的规范化和科学化,提升管理效率和管理水平,信息化建设是做好住院医师规范化培训工作的重要技术支撑和保障。

目前住院医师规范化培训信息化建设工作在许多医院已经有不同程度的展开,但主要依靠国家住院医师规范化培训网站和省级住院医师规范化培训信息系统网。有效并及时地使用信息化系统对住院医师的管理具有重要的意义,具体建议如下:

(一)明确系统使用的主体角色和权限

住院医师培训涉及培训基地管理人员、专业基地或轮转科室教学主任、带教老师、教学秘书、住院医师等各类参与主体,他们在信息系统中具有不同的职能和权限。住院医师在信息系统中主要职能包括基本信息维护、报名、及时录入轮转培训过程具体信息,包括大病历、病种、技能手术、教学活动、出科小结等;科主任主要职能包括分配带教老师、审核出科小结等;带教老师主要职能是审核学员轮转过程信息。保证学员录入系统数据的有效性,离不开各类主体的深入参与。

(二)促进数据共享

住院医师规范化培训工作实行属地管理,各地指标不一致、考评方法不同,因此有效地使用信息系统需要加快实现国家住院医师规范化培训系统和省级住院医师规范化培训系统的互联共通、数据共享,避免增加住院医师重复劳动量,增加使用频率。

(三)电子信息填报纳入出科考核

住院医师规范化培训信息量巨大,如何保证住院医师及时使用信息化系统呢?抓手很重要。如果学员信息录入不及时,则带教老师无法及时审核。因此,建议把信息化系统内学员相关的培训信息以及在本科室轮转期间的小结和心得及时录入、带教老师审核通过作为参加出科考核的前提条件,否则不能参加出科考核。

(四)应用移动互联技术

目前大多数医院信息系统与行政办公网络存在区隔情况,通过移动端可以方便住院医师及时将病种、技能等每日的工作进行及时记录,提高住院医师依从性。

参考文献

[1] 应瑛.住院医师规范化培训组织管理系统的分析与设计[D].昆明:云南大学,2015.

(吴颖超　彭　菁　许晓华)

 33. 如何有效地管理住院医师的档案?

根据国家住院医师规范化培训管理办法(试行)要求,住院医师培训实行培训信息登记管理制度。培训基地和培训对象应当及时、准确、详实地将培训过程和培训内容记录在住院医师规范化培训登记和考核手册并妥善保存,同时将有关信息及时录入信息管理系统,作为培训考核的重要依据。培训基地要做好培训档案资料的管理工作。住院医师在培训中的各项记录就成了住院医师的档案,它是住院医师规范化培训期间最客观有效的资料,是住院医师培训历程的真实记录,是住院医师的成长轨迹,也是培训基地各项教学培训活动的集结,一份内容完整全面、记录规范整齐的档案,无论对住院医师还是培训基地均具有非常重要的意义和文献价值。因此,有效管理住院医师规范化培训的档案工作意义重大。

综合住院医师规范化培训期间的培训内容和培训要求,要做好住院医师规范化培训的档案管理工作,在以下几个方面需要努力:

1.培训基地要重视住院医师规范化培训档案管理工作。各级管理人员、带教老师以及住院医师本人均应明白住院医师规范化培训档案的重要性,强调在培期间完善住院医师规范化培训档案的责任,确保结业时有一份完整的、规范的、高质量的档案。

2.明确分工,职责分明。培训基地、专业基地和住院医师个人应各司其职。

(1)培训基地层面,侧重宏观,如招收录取相关文件、学员的基本信息、岗前培训学习与考核情况、年度考核成绩、综合考核成绩登记、培训期间院级理论课程学习登记及成绩、科研学术活动、论文著作及记录、奖惩文件或获奖情况、职称变动、结业考核成绩、结业综合评价、结业证书号等。可自行设计"××培训基地住院医师规范化培训登记表",将上述需要的内容均设计在内。学员入院后进行填写,先填写学员的个人信息,如姓名、性别、入院时间、身份证号、党团情况、有无执业医师资格、毕业学校、学历、学位类型、培训专业、培训年限等,同时附相关复印证书,作为培训的基本信息留存,培训基地可借此信息有针对性地确定学员培训内容和轮转安排。后续的学习和考核情况培训基地管理人员逐一进行登记,需要留存复印件的务必留印。培训结束时在结业综合评价方面进行总结和签署意见并加盖公章,学员结业后可带回本单位,或用于再就业。

(2)专业基地层面,侧重轮转培训期间的各项教学培训活动的记录,包括考勤、理论、技能、手术、科室学习、临床轮转出科考核情况记录,既有学员的学习签到,也有老师的教学和考核签名,内容翔实全面,既是学员培训的体现,更是专业基地教学情况的真实记载,其数据、信息是考核学员的依据,还可以作为评估教学情况的原始数据,专业基地更可以利用数据进行统计、分析,作为持续改进教学的依据,也可在此基础上开展教学研究。

(3)学员层面,在配合培训基地和专业基地做好纸质档案管理的同时,最重要的则是做好住院医师规范化培训信息系统个人资料的完善、核实和补充工作。国家住院医师规范化培训网目前没有开放学员功能,但是各省已基本实现了住院医师规范化培训的网上招录、轮转计划安排、年度考核成绩查询、相应病历上传、结业考核报名及成绩查询等事项。因此,学员在招录时需要准确无误地填报相应的信息,及时视需要更新自己的资料,如执业医师证号、上传照片等,及时查看自己的各项考核成绩,确保个人信息的完整,既便于结业考核时审核,也是一份完整的电子档案。

3.住院医师规范化培训的档案管理也可以参考 PDCA 管理流程,经常查核,及时补充,不断改进,争取全面详尽。特别注意:要求登记规范,书写清楚,盖章签字缺一不可,这样才真实可信。

(余美月　严梦玲)

34. 已取得医师资格证书的培训对象应如何注册？

根据《中华人民共和国执业医师法》，医师经注册取得医师执业证书后，方可按照注册的执业地点、执业类别、执业范围，从事相应的医疗、预防、保健活动。国家《关于建立住院医师规范化培训制度的指导意见》[1]规定，培训前已取得医师资格证书的培训对象，应当将培训基地注册为执业地点，可不限执业范围。已取得医师资格证书的住院医师进入培训基地后，可由培训基地收集拟注册的住院医师规范化培训学员的相关信息，统一到省级卫生行政部门申请，经批准同意后完成注册。按《医师执业注册暂行办法》规定[2]，拟申请注册的学员需提供以下资料进行注册：

（1）医师执业注册申请审核表；

（2）二寸免冠正面半身照片两张；

（3）医师资格证书；

（4）注册主管部门指定的医疗机构出具的申请人6个月内的健康体检表；

（5）申请人身份证明；

（6）医疗、预防、保健机构的拟聘用证明；

（7）省级以上卫生行政部门规定的其他材料。

住院医师规范化培训结束后，学员根据实际情况确定执业范围和地点，依法办理相应的执业注册变更手续。

参考文献

[1]国家卫生计生委，中央编办，国家发展改革委，教育部，财政部，人力资源社会保障部，国家中医药管理局. 关于建立住院医师规范化培训制度的指导意见（国卫科教发〔2013〕56号）[EB/OL]. (2013-12-31)[2018-05-31]. http://www.nhfpc.gov.cn/qjjys/s3593/201401/032c8cdf2eb64a369cca4f9b76e8b059.shtml.

[2]卫生部. 医师执业注册暂行办法（国家卫生和计划生育委员会令第4号）[EB/OL]. (1999-07-16)[2018-05-31]. http://www.nhfpc.gov.cn/zwgk/wlwl/200804/b68abf0b3f514549ad605b7d5d17b944.shtml.

（洪云霞）

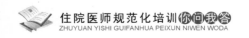
 35. 未取得医师资格证书的培训对象在培训过程中应注意什么?

我国住院医师规范化培训是以"5+3"为主体、以"3+2"为补充的临床医学人才培养体系。因此,本科和专科的医学专业毕业生在毕业后的第一年是以试用期医学毕业生的身份进行培训,他们需要在执业医师指导下进行临床诊疗工作,不得独立从事临床活动,包括不得出具任何形式的医学证明文件和医学文书。因此,针对未取得医师资格证书的培训对象在培训过程中需要注意以下几方面:

1. 严格执行《医学教育临床实践管理暂行规定》。[1]试用期的医学毕业生在临床医师的指导下从事临床诊疗活动,在实践中提高临床服务能力。

试用期的医学毕业生在临床教师的监督、指导下,可以接触观察患者,询问患者病史,检查患者体征,查阅患者有关资料,参与分析讨论患者病情,书写病历及住院患者病程记录,填写各类检查和处置单、医嘱和处方,对患者实施有关诊疗操作,参加有关的手术,可以为患者提供相应的临床诊疗服务。试用期的医学毕业生其临床诊疗活动必须由指导医师监督、指导,不得独自为患者提供临床诊疗服务。临床实践过程中产生的有关诊疗的文字材料必须经指导医师审核签名后,才能作为正式医疗文件。医疗服务过程中应当尊重患者的知情同意权和隐私权,不得损害患者的合法权益。

2. 培训医院(医疗机构)不得安排未取得医师资格证书的医学专业毕业生独立从事临床工作,若违反规定,造成相应的损害则按照相关规定处理。

3. 培训医院在岗前培训时要特别强调,组织学员认真学习《中华人民共和国执业医师法》、《医学教育临床实践管理暂行规定》以及其他卫生法律,做到遵纪守法,明确责任以及可能造成的危害。试用期医学毕业生在带教老师的指导下参与的教学活动,不承担医疗事故或医疗纠纷责任。但是若未经带教老师同意,擅自开展的诊疗活动需要承担相应的责任。

4. 临床教师在指导住院医师开展临床教学活动中,一方面要采取措施保护临床教学活动中患者的知情同意权、隐私权和其他相关权益。另一方面,更要树立带教意识,明确带教责任和带教要求,不得以任何理由忽视对住院医师临床动手能力的培养,切实提高住院医师的临床实践能力,使住院医师能够通过规范化培训,从一个临床医学毕业生顺利成长为能独立、规范地承担本专业常见多发疾病诊疗工作的临床医师。

参考文献

[1]卫生部教育部关于印发《医学教育临床实践管理暂行规定》的通知(卫科教发〔2008〕45号)[EB/OL]. (2008-08-18)[2018-05-31]. http://www.nhfpc.gov.cn/zwgk/wtwj/201304/a9eb0f74bacc4177b8d3d75daa70affd.shtml.

(余美月　彭菁　冯锦波)

36. 如何做好教学督导工作?

随着住院医师规范化培训工作的不断深入,培训基地在保障培训质量方面引入教学督导制,成为提高培训质量的重要途径。教学督导在监控培训的过程状态、提高培训管理水平,提升教师的教学能力,了解学员的学习动态,保障培训质量等方面发挥重要的作用。

1.成立基地住院医师规范化培训督导专家组:专家组成员由培训基地授权,以专家身份对住院医师规范化培训的各项工作进行检查、监督、评价和指导。培训基地可聘请热心住院医师规范化培训工作、责任心强、经验丰富、处事公正的老专家作为督导组成员,他们可以是院内外的教学管理专家、院内外高级师资、离退资深老专家,也可以有教学管理人员参与。督导工作具有专业性和技术性特点,所以专家队伍的能力素质,直接关系到督导的质量。

2.明确督导职责:督导组更多的是作为参谋咨询机构,督导组的职责主要是:督查住院医师规范化培训的各类教学活动的计划与实施,监测和评估住院医师教学质量,教学检查评估,指导教学(包括理论授课、技能培训、病历批改、教学查房等),听取住院医师规范化培训学员意见和建议,对收集到的信息及时反馈,不断促进住院医师规范化培训工作的提高与发展。

3.督导的主要工作方式:

(1)定期听课,检查教学工作。根据专业基地安排并上报的教学活动计划,每月随机抽取2～3个科室的入科教育、小讲课、疑难病例讨论、教学查房等进行飞行督查,对技能教学、运行病历等进行随机抽查。

(2)广泛听取临床教师和培训学员的意见,及时反馈信息。督导专家可通过对轮转住院医师、临床教师、患者等的访谈,多方了解住院医师规范化培训的现状,发现问题,并将收集的信息及时进行反馈,与培训基地一起讨论整改意见,提出建议,推动住院医师规范化培训工作不断完善。

(3)讨论管理的整改意见,根据检查结果向院领导进行反馈,提出改进意见。

总之,督导从住院医师临床教学的各方面入手,总结规范教学以促进教学质量的提高,培训基地可将督导结果及时反馈至专业基地或临床教师,相关信息可在院网公示,这对于督促专业基地及时调整教学方式、帮助临床教师规范教学方法具有重要的意义。

(严梦玲　余美月)

37. 如何开展学员对专业基地的评价与反馈?

专业基地是承担住院医师规范化培训的场所,作为培养合格临床医师的孵化器,在提升住院医师规范化培训质量中发挥着决定性作用。其组织管理、师资水平、带教情况等直接关系到培训目标的实现。因此开展学员对专业基地的评价,通过学员提供客观、真实的反馈信息有助于专业基地更好地了解专业基地培训效果,可以及时做出调整,确保培训质量持续改进。实施考核评价前,需要评价主体学员和专业基地熟悉评价指标体系中各条目及评价方法,并进行模拟示范评价,从而确保评价质量。

目前,常见的学员对专业基地的评价内容主要涉及科室的软实力,评价的对象可涉及专业基地主任、教学主任、教学秘书、带教老师、护士等。评价的内容可包括专业基地对住院医师规范化培训的重视程度、科室的文化氛围、学习环境、日常管理、轮转安排、培训内容、临床思维能力提升情况、临床实际工作能力提高情况、临床技能训练、带教师资等方面。随着信息化技术的发展,我们通常借助网络信息工具组织学员对专业基地各维度进行问卷调查,并对专业基地进行定期的反馈,轮转时间小于一个季度的建议出科时反馈,长时间在一个科室轮转的建议至少每季度或每半年反馈一次。通过分析各维度测评情况,可使各专业基地充分了解到各评价源对其各维度的评价结果,如每季度公布专业基地评价各维度排名,以此更加充分了解其在全院的排名,有利于进一步有针对性地加强薄弱环节能力的培养。

在临床培训中,Thurgur L 等[1]研究表明,培训学员将反馈视为有效临床教学的重要原则之一。反馈和评价通常是可相互替换的,但也存在区别。反馈是实时的,目的是描述和传递信息;评价通常是滞后的,发生在培训后期,目的是总结并且评判。通过评价—反馈—改进的有效链条,有利于完善培训不足之处,同时强化正确的行为,发挥专业基地的榜样力量。反馈时需遵循的基本原则如下。

(1)从正面肯定作为开始

评价的目的主要是使被评价主体客观且全面地了解自我,明确改进和提升的针对性,因此从正面肯定开始有利于主体更加易于接受反馈。

（2）可操作性

反馈条目数量适宜,应该明确且具体,易操作。

（3）及时性

学员对专业基地至少每季度或每半年反馈一次,使各专业基地了解培训中存在的不足,及时进行质量改进。评价只是手段,改进才是目的,培训基地可以根据住院医师满意度评估结果对专业基地提出可行性改进意见和措施,达到优化培训质量的目的。

参考文献

[1]THURGUR L,BANDIERA G,LEE S,et al. What do emergency medicine learners want from their teachers? A multicenter focus group analysis[J]. AcadEmerg Med,2005,12：856-861.

（吴颖超　彭　菁　许晓华）

38.专业基地如何管理长程培养的本专业住培学员?

这里的"长程培养"是指临床轮转中在某一个轮转科室的培训时间大于3个月。

根据国家住院医师规范化培训内容与标准规定,部分住院医师在本专业基地的轮转时间特别长,如放射科住院医师的轮转时间安排是放射科27个月、超声医学科3个月、核医学科3个月,针对这样的长程轮转的专业基地,以浙江大学医学院附属第一医院放射科为例,介绍单一科室长程轮转的专业基地如何对本专业学员进行过程管理。

根据国家住院医师规范化培训内容与标准[1],参照美国等发达国家的住培工作经验[2][3],并结合放射科住院医师的培训过程和成长规律,浙江大学医学院附属第一医院放射科紧密围绕"规范制度、分层教学、严格执行、同质管理"的基本思路与原则,从规章制度制定、轮转计划安排、培训过程落实、考核体系建立、培训质量监督等方面进行系统梳理,创新性地提出了基于岗位胜任力的放射科住院医师规范化培训"三层九级"模式。[4][5]

1.根据培训目标,制定并完善各种管理制度,包括入科教育制度、考勤与请假制度、疑难病例讨论制度、教学读片制度、小讲课制度、出科考核制度及师资评价制度等。

2.放射科住院医师采取在放射科内培训为主,辅以在超声科、核医学科及其他指定的临床科室轮转培训的方式。放射科住院医师规范化培训时间一共三年,其中放射科27个月,超声医学科3个月,核医学科(含PET)3个月,相关的临床科室3个月(基于浙江省的住院医师规范化培训细则)。

放射科住院医师实行"三层九级"模式,即将27个月培训时间分为9个级别,每3个月为1个级别(图1)。针对每一级别制定详细的培训内容,以周为单位具体落实培训课程与学习计划。每一级别结束需要参加升级测试,达到要求才能进入下一级别培训。具体分层计划如下:

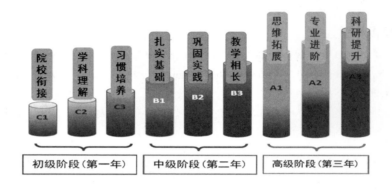

图1　放射科住院医师规范化培训"三层九级"模式

3.日常考核、阶段考核与年度考核

日常考核包括日常考勤与签到记录、参加教学活动记录、影像诊断报告数量与质量评价、急诊临时报告符合率以及敬业精神与职业素养等。

放射科住院医师在放射科培训期间,每3个月进行一次阶段考核即升级测试,主要包括理论笔试、病例读片与答辩、操作技能考试以及客观结构化临床考试等。

年度考核还包括综合能力测试,内容有患者安全和辐射防护问题、模拟对比剂反应(如低血压休克)的识别、处理流程和预防性给药,以及错误防范、人际交流能力、人文关怀等。

参考文献

[1]国家卫生计生委,中央编办,国家发展改革委,教育部,财政部,人力资源社会保障部,国家中医药管理局.关于建立住院医师规范化培训制度的指导意见(国卫科教发〔2013〕56号)[EB/OL].(2013-12-31)[2018-05-31].http://www.nhfpc.gov.cn/qjjys/s3593/201401/032c8cdf2eb64a369cca4f9b76e8b059.shtml.

[2]王俊丽,黄强,张景峰,等.美国放射科住院医师分阶段目标胜任力评价系统解

读与思考(一):放射诊断学分阶段目标胜任力评价系统[J].放射学实践,2017,32(8):782-786.

[3]李文惠,陈校云,李祥文,等.美国 milestone 住院医师胜任力评价系统及启示[J].中华医学教育探索杂志,2014,13(9):884-888.

[4]张景峰,阮凌翔,熊兵,等.新时期放射科住院医师规范化培训模式初探[J].基础医学与临床,2017,37(10):1491-1495.

[5]张景峰,陈峰,阮凌翔.放射科住院医师规范化培训模式探索与实践.杭州:浙江大学出版社,2017.

(张景峰)

 ## 39. 专业基地如何管理外专业的住培学员?

实际工作中,我们都面临着这样的问题:对于外专业的住院医师来放射科参加规范化培训,不知应该如何进行管理和考核才能真正地达到培训效果。一般而言,这些非影像专业学员来放射科培训时间大多为一个月。这么短的时间,如果不安排他们参与放射科日常工作,他们基本处于"休假"模式;如果安排他们参与放射诊断工作,似乎难度太大、诊断报告质量不能保证。如何解决这一难题,值得大家思考和探索。

(一)明确培训目标,制订培训计划和实施细则

严格贯彻执行国家《住院医师规范化培训内容与标准(试行)》的具体要求[1],强调非放射科专业住院医师基本理论、基本知识、基本技能的培训。对于相同级别或相同层次的非放射影像专业住院医师,力争在基本理论与实践技能方面达到均质化的水平。

针对来自不同学科的非放射影像专业住院医师,我们制订了详细的分层培训计划。主要在放射科带教医师指导下,对各系统 X 线平片、CT 或 MRI 图像进行阅读并书写报告,由上级医师进行审核。具体要求如下:

1. 基本要求 参照国家执业医师考试大纲(技能操作部分),制定了针对所有非影像专业住院医师在放射科培训的基本病种要求。

(1)中枢神经系统(以 CT 为主):主要包括脑血管病(脑出血、脑梗死等)、脑外伤(颅骨骨折、硬膜下血肿、硬膜外血肿等)。

(2)呼吸、循环系统(以 X 线平片和 CT 为主):主要包括肺炎、肺脓肿、肺结核、肺癌、气胸、胸腔积液、支气管扩张、慢支、肺气肿、高血压性心脏病、风湿性心脏病、心包积液等。

(3)消化、泌尿系统(以 X 线平片和 CT 为主):主要包括消化道穿孔、肠

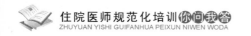
梗阻、肝硬化、肝癌、肝囊肿、肝血管瘤、胰腺炎、胰腺癌、胆系结石、消化道肿瘤(食管癌、胃癌、结肠癌)、胃十二指肠溃疡(造影检查)、食管静脉曲张、泌尿系结石、腹部外伤(肝、肾、脾损伤)等。

(4)骨关节系统(以 X 线平片为主):主要包括骨折(长骨、肋骨)、骨肿瘤(骨软骨瘤、骨巨细胞瘤、骨肉瘤)、退行性骨关节病等。

2.特殊专业要求　针对神经内科、神经外科、耳鼻咽喉科、病理科、放射肿瘤科和骨科等专业住院医师在放射科的轮转培训时间和具体要求,参照国家大纲执行。

(二)培训过程动态量化管理,严把出科考核关

放射科针对每位参加规范化培训的住院医师实施动态管理和量化评分[2][3],及时发现培训过程中存在的问题并进行改进,真正把培训工作落到实处。轮转考核一般包括日常考核与出科考核。

日常考核主要包括日常考勤(按时上下班、按时参加教学活动、严格履行请假制度等)、日常工作完成情况(按照规定病种影像报告完成数量、阳性率、影像报告质量)、《住院医师规范化培训登记手册》填写情况以及带教老师综合评价等。日常考核不合格的不得申请出科考核,必须重新轮转。

出科考试由放射科住培教育工作组负责组织与实施。一般包括理论测试、病例影像诊断思维、影像报告书写、出科汇报四部分。理论测试和病例影像诊断思维试题均从题库里随机抽取,影像报告书写采取笔试形式,出科汇报以 PPT 形式进行。出科考核未能达到相关轮转计划要求的,允许在规定的时间内补考一次。补考仍不合格,必须重新轮转。

每个月末,住院医师与带教老师进行网络互评。放射科医学教育工作组认真分析双方的反馈与建议,并提出改进意见,积极做到有效沟通与交流。

参考文献

[1]国家卫生计生委,中央编办,国家发展改革委,教育部,财政部,人力资源社会保障部,国家中医药管理局.关于建立住院医师规范化培训制度的指导意见(国卫科教发〔2013〕56 号)[EB/OL].(2013-12-31)[2018-05-31].http://www.nhfpc.gov.cn/qjjys/s3593/201401/032c8cdf2eb64a369cca4f9b76e8b059.shtml.

[2]刘锦鹏,黄强,熊兵,等.非影像专业住院医师在放射科规范化培训的现状与实践初探[J].放射学实践,2017,32(8):787-789.

[3]张景峰,陈峰,阮凌翔.放射科住院医师规范化培训模式探索与实践[M].杭州:浙江大学出版社,2017.

(张景峰)

40. 住院医师规范化培训与我国博士后制度有关系吗？

有关系。

2015年3月13日，浙江大学收到《全国博士后管委会办公室关于同意浙江大学试点实施临床医学博士后培养项目的函》，这标志着浙江大学临床医学博士后项目在全国率先启动，也标志着我国博士后制度与住院医师规范化培训制度实现了有机的衔接。

该项目是在临床一级学科范围内，覆盖现有的国家住院医师规范化培训方案的基础上，通过提高培训标准，严格培训过程，强化生活保障来实施高质量的临床培训，同时通过全程导师组制、医教协同、临床多学科协作培养、全程跟踪考核等多种途径，使住院医师具有较好的职业素养、较高的临床思维水平和较强的临床工作能力、教学能力、临床科研能力和创新能力。

我国的博士后制度始于1985年，以科研能力的训练为主，为培养学科带头人和科研骨干力量做出了卓越贡献。多年的实践证明：它是培养拔尖人才的成功制度。与传统的博士后培养制度比较，临床医学博士后培养项目具有如下创新点：

（1）打破了传统的招收模式，临床医学博士后可以申请进入本单位同一个一级学科流动站工作；

（2）提升了传统的培养内涵，临床医学博士后以"临床工作"为主，属于升级版的"住院医师规范化培训"，不再是单纯从事"研究工作"；

（3）提高了传统博士后的待遇保障，临床医学博士后在同等住院医师规范化培训待遇的基础上增加了额外的经费补助和住房保障措施。

出站要求：

（1）临床工作：完成临床培养计划（即升级版的"住院医师规范化培训"）规定的数量、质量和各种培养要求，获得住院医师规范化培训证书，并通过临床出站考核，具备独立从事临床工作的能力；

（2）临床教学：获得浙江大学临床教学师资培训证书，通过基本的临床教学方法（如教学查房、临床小讲课等）的规范性考核，具备从事临床教学的能力；

（3）临床科研：完成一篇临床研究论文或者在国际会议上进行壁报或口头交流，具备开展临床科研的能力。

（陈　磊　方向明）

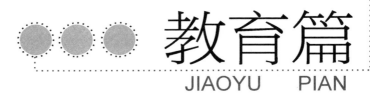

教育篇

JIAOYU　PIAN

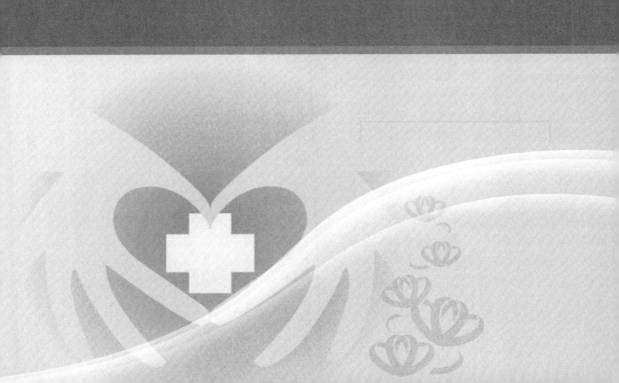

1. 住院医师规范化培训师资的准入条件是什么?

　　国家《住院医师规范化培训基地认定标准(试行)》总则[1]规定,指导医师由任职主治医师专业技术职务3年以上的医师担任,熟悉本专业系统的理论知识,具有丰富的临床经验,较强的指导带教能力,严谨的治学态度,熟悉住院医师规范化培训的相关规定,有良好的职业道德和医患沟通能力、团队合作能力,能以身作则,为人师表。另外,专业基地指导医师的中高级职称的比例应达到住院医师规范化培训基地认定标准各专业细则的要求。每名指导医师同时带教的培训对象不超过3名。[1]

　　不同的省份对师资亦有不同的规定,以浙江省[2]为例,住院医师规范化培训师资分为三类,分别是临床培训基地师资、社区实践基地师资、公共科目理论师资。其中临床培训基地的住院医师规范化培训师资(全科方向与专科方向)应具备本科及以上学历和主治医师及以上职称;社区实践基地的全科医师规范化培训师资应具备大专及以上学历和主治医师及以上职称;公共科目理论师资应具备本科及以上学历和副高及以上专业技术职称。

　　浙江省各个基地的住院医师规范化培训师资,首先要具备上述条件,然后经过国家级、省级或院级师资培训,并取得培训合格证书方可作为住院医师规范化培训师资。浙江省还将师资分成不同的级别:普通师资、高级师资和师资导师。普通师资是临床一线教师,需参加浙江省普及版师资培训[2]并考核通过方可准入;高级师资是普通师资的升级版,需参加浙江省高级师资培训[3]并考核通过方可准入;而师资导师是高级师资培训的指导教师,是由高级师资培训承办单位(以浙江大学为例)在附属医院筛选出具有教学热情且教学经验丰富的优秀师资,通过参加浙江大学医学院统一组织的严格培训并考核合格,理论授课导师通过严格的培训、集体备课、试讲等,实践教学导师通过实地的教学演示与考核,最终成为合格的师资导师。

参考文献

　　[1]国家卫生计生委办公厅.国家卫生计生委办公厅关于印发住院医师规范化培训基地认定标准(试行)和住院医师规范化培训内容与标准(试行)的通知(国卫办科教发〔2014〕48号)[EB/OL].(2014-08-22)[2018-05-31].http://www.nhfpc.gov.cn/qjjys/s3593/201408/946b17f463fa4e5dbcfb4f7c68834c41.shtml.

　　[2]浙江省卫生厅.关于印发浙江省住院医师规范化培训师资培训方案(试行)的通知(浙卫办科教〔2012〕3号)[EB/OL].(2012-05-30)[2018-05-31].http://www.zjwjw.gov.cn/art/2012/6/7/art_1208221_4433352.html.

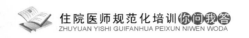
[3]浙江省卫生计生委办公室.浙江省卫生计生委办公室关于开展浙江省住院医师规范化培训高级师资第一模块培训工作的通知(浙卫办科教发函〔2017〕4号)[EB/OL].(2017-06-09)[2018-05-31]. http://www. zjwjw. gov. cn/art/2017/7/28/art_1208235_8726462. html.

（陈韶华）

 2. 如何进行师资管理?

　　住院医师规范化培训师资管理包括临床师资资格认定、培训、考核、评估、监督、奖惩等,由培训基地(医院)相关职能部门具体负责。每个培训基地对师资管理都有相应的管理规定,以浙江大学医学院附属妇产科医院为例,师资必须坚持正确的政治方向,遵纪守法,具有良好的医德医风,全心全意为患者服务、为人民群众的健康服务,为人师表,以身作则,有传承医学事业的担当和情怀,自愿从事住院医师规范化培训带教工作,同时符合基本条件:本科以上学历、中级职称三年以上,有带教经验,三年内无重大医疗事故发生。科教科每年对师资做一次遴选和再认证。遴选程序为个人申请—科室推荐—专业基地审批—师资培训考核—培训基地聘任。个人申请后,由带教老师所在科室审核信息,推荐给专业基地,由专业基地进行第一步的审核筛选。确认名单后,由培训基地负责进行院级师资培训,考核合格者方可聘任。聘任有效期仅为一年,一年后重新进行遴选和再认证,以不断优化师资结构。在聘期中,临床教师态度不端正、带教不认真而造成不良后果及影响者,医院应给予批评教育、行政处分直至取消带教资格等处罚。

　　临床教师需定期参加省市及医院开展的各类师资培训,与时俱进。医院要严格按照国家《住院医师规范化培训内容与标准(试行)》的要求,结合医院制订的培训计划开展各项师资培训和考核工作,不得随意调整培训计划、培训流程和培训内容;临床教师要及时检查住院医师的医疗文书书写情况,指导住院医师严格落实核心医疗制度,带领和督促住院医师参加各项医疗教学活动,并时刻关注住院医师的思想、学习、工作和生活,注重培养住院医师的责任意识、医疗安全意识、质量意识和服务意识,强化法律法规学习。临床教师按照规定完成住院医师带教任务,各医院可根据实际情况给予适当的带教补贴,对在指导住院医师过程中表现突出的临床教师,医院在评优评奖、职称晋升等方面给予优先考虑。

（阮恒超）

3. 师资培训的目标是什么？

目前，国家尚未出台住院医师规范化培训师资培训的相关文件及规章制度。

师资培训的总体目标是提高住院医师规范化培训质量的同质化。不同的省份对师资培训有不同的文件规定，以浙江省为例，在"十二五"期间住院医师规范化培训制度推进之初，浙江省制定了住院医师规范化培训师资培训试行方案[1]，提出师资培训的目标是：以提升住院医师规范化培训质量为目的，以满足住院医师规范化培训需求为导向，遵循师资成长规律，通过临床带教师资课程的系统培训，丰富带教师资的临床教学方法，提高带教师资的临床教学技能，构建一支规范化的高素质住院医师带教师资队伍。在该目标的指引下，浙江省共培养了12000余名师资。在"十三五"期间，也就是住院医师规范化培训制度全面推开之际，为加快推进浙江省住院医师规范化培训的师资队伍建设，提高住院医师规范化培训师资质量，浙江省在原有普及版师资培训的基础上，有序开展递进式、模块化高级师资培训。[2]2017年，浙江省出台了住院医师规范化培训高级师资培训文件，对师资培训的目标提出了更高的要求，师资培训目的是以解决住院医师规范化培训基地日常管理问题和临床实际带教需求为导向，通过分层递进、模块化、系统化的培训，构建一支规范化、同质化的高级师资队伍，实现住院医师规范化培训师资质量的持续改进与提升，逐步完善住院医师规范化培训师资认证制度。

浙江大学医学院长期负责浙江省临床师资的培训，在不断的实践与探索中，对师资培训的目标有了更清晰的认识，即通过师资培训，要达到如下目标：(1)具备医师和教师的职业素养；(2)具备教学领导力；(3)掌握各种教学方法和能力；(4)具备教学管理能力。

参考文献

[1]浙江省卫生厅.关于印发浙江省住院医师规范化培训师资培训方案(试行)的通知(浙卫办科教〔2012〕3号)[EB/OL].(2012-05-30)[2018-05-31].http://www.zjwjw.gov.cn/art/2012/6/7/art_1208221_4433352.html.

[2]浙江省卫生计生委办公室.浙江省卫生计生委办公室关于开展浙江省住院医师规范化培训高级师资第一模块培训工作的通知(浙卫办科教发函〔2017〕4号)[EB/OL].(2017-06-09)[2018-05-31].http://www.zjwjw.gov.cn/art/2017/7/28/art_1208235_8726462.html.

（陈韶华）

4.师资培训应该包含哪些内容？

根据上面提到的师资培训的目标,师资培训应包含职业素养的培养、教学领导力的培养、临床教学能力的培养、教学管理能力的培养等方面的内容,具体如下:

（一）职业素养的培养

对于新教学成员引导和强化其作为教师角色的概念,使其适应机构（大学或医院）的整体价值观。作为一名临床教师,首先要有丰富的临床知识和能力。临床教师的职业特点决定了其人文素养是以一定的人文社会科学知识尤其是医学人文知识、相关教育理论和方法为基础的,经教育、人文环境熏陶,个体的教育实践与内化而形成的稳定的知识、能力、人格、气质和修养等内在品质,是适应医学教育教学活动必备的要素。可开设的课程如医学职业精神的培养、医疗安全与医患沟通等。

（二）教学领导力的培养

培养利于教育和学术项目发展的领导力。教师的教学领导力不仅仅只表现在医学知识的传播上,教师还同时承担着许多角色,如学校、医院文化氛围的创造和传播者,教学目标的建立与执行者,临床学习活动的指导者,课程开发的设计者,学生集体的领导者,教学纪律的管理者,行为规范的示范者,人际关系的协调者等。教师教学领导力在学校、医院建设发展过程中,起到至关重要的作用。可开设的课程如教师教学领导力的结构及提升、如何提升对课程教学的领导力等。

（三）临床教学能力的培养

通过参与各类培训课程和日常学习反思掌握技能,其程度根据对象参与教学程度的不同而有所不同。医学教育都是有计划的教学活动,每一个医学教育阶段都要求有完整的课程计划,包括教学目标、教学方法、评价计划等。临床教学方法有很多种,如授课/讲座（如小讲课）、小组讨论（如以问题为基础的讨论）、查房（如教学查房、医疗查房）、病例讨论、角色扮演（如标准化病人）、模拟教学、写作（如学习心得、论文撰写）、住院医师自己设计教学活动、促进自学（如阅读教科书、文献、病历）等。而教学方法的选择首先要考虑如何与培训目标和评价方法保持一致。评价是教学过程的重要步骤,需要有计划且精心周到地策划,严格的评价往往很复杂。评价通常从项目本身和住院医师两个层次设计。另外,评价还可以分为形成性评价和终结性评价,形成性评价又称过程评价。评价方法有很多种,常用的方法有评价表格、访谈、理论笔试、书面评价、口试、直接观察、培训日志、绩效检查、技能操作、客观结构化临床考试(OSCE)等。可开设的课程如教学查房/临床小讲课等的规范与技巧。

(四)教学管理能力的培养

作为一名临床教师,要熟悉国家和所在省份的住院医师规范化培训各项政策制度。在住院医师轮转过程中,如何在临床工作中开展教学,并且促进和管理住院医师的学习,是师资需要掌握的核心能力。可开设的课程如住院医师规范化培训制度下的组织和管理、住院医师规范化培训体系建设等。

(五)其他

临床教学是临床工作中的教学,师资在繁忙的临床工作中、在面对复杂多变的情况和压力的同时,要持续保持教学热情并非易事。设定目标、做好时间和情绪管理对保持教学热情至关重要。另外,阅读医学教育史,掌握自我评价技巧,保持与热衷于教学的同行沟通,尽可能多地关心且了解学生等,均可激发临床教学的热情。

(陈韶华)

5. 如何激发师资的教学热情?

临床医师首先满足临床工作要求,同时肩负科研压力并兼顾教学需求,在现今国内的医疗环境中,如何提高临床教师的教学热情的话题略显沉重和无力。但是,医学是一门传承经验和实践能力的学科,临床工作与临床教学密不可分,成功的医者往往也是优秀的传道授业解惑者。那么,到底如何激发临床教师的教学热情呢?笔者从以下几个方面论述。

(一)良好的教学管理,有效合理的教学奖惩

制定工作规范和完善的教学评估体系非常重要,教学工作如果能得到及时的反馈评估,一定能更好地促进师资的进步,激发其改进工作的欲望;正反馈结果可使师资更自信、自觉、自愿地投入教学工作。浙江大学医学院八年制模块教学中长期坚持对教学的实时评估和反馈工作,每次模块教学结束,评估的详细内容发回至每位教师邮箱,并对评分结果进行排序,告知

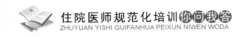
每位教师在该模块中的得分及位置,进而促进改进和互相学习。目前我们住院医师规范化培训过程中所应用的 360 度评分表,其中一项内容也涉及对师资的背对背评估,出科时对带教老师的各个方面进行评价。应该指出,这种评价机制在不断完善的过程中,需注意评价的客观性、准确性,需及时对评估者和被评估者均做出反馈,让评估真正有用起来。

(二)营造教学氛围,促进教学相长

笔者在美国进行教学进修的时候有一个细节值得分享,就是高年级住院医师的带教意识非常强烈。我和一个见习生小组轮转到肾内科,该小组由主治医师、住院医师、实习生及 4 名见习生组成;晨会和查房结束后,主治医师去忙别的,而高年资的住院医师会主动把实习生及见习生带至示教室,在白板上讲述今天查房的重点、患者的病情分析,诸如鉴别诊断、化验及检查结果分析甚至治疗等。有一次住院医师 Tran Howie 在白板上讲了近 40 分钟心脏超声的检查原理和结果判读,着实让我吃了一惊。后来聊天问起,住院医师答:一方面他认为教学医院的基本任务之一就是带教,对他而言,这不仅是任务和责任,更是光荣和担当;另一方面,他个人将来想进入心内科专科培训,通过教授别人自己也学习和掌握了更多,何乐不为?可见,良好的教学氛围,绝不仅仅局限于带教老师和学生之间,教学相长的例子比比皆是,这种正向循环和反馈不仅促进医学教育的进步,也同时促进着临床诊治水平的提高。

(三)提高教学修养,领会教育精髓与收获快乐

雅斯贝尔斯在《什么是教育》一书中指出:教育的本质意味着一棵树摇动一棵树,一朵云推动一朵云,一个灵魂唤醒另一个灵魂。卢梭在《爱弥儿》中提到:最好的教育就是无所作为的教育,学生看不到教育的发生,但教育却实实在在地影响着他们的心灵,帮助他们发挥了潜能,这才是天底下最好的教育。从教育大家的理念中我们再次看出,教育是灵魂工程。临床医学教育更是如此,教授知识技能的同时,医学思维、经验、原则甚至为人处世的方法都是我们需要教授的领域,恰当地运用适当的教学方法,提高师资的教学修养,不仅有助于增强教育效果,也有助于师资本身收获知识和快乐。

(薛　静)

6. 如何提高师资的自身教学水平?

要提高住院医师规范化培训师资的教学水平应理解为临床教师们有意识地尝试改变教学行为,采用更高效的教学方法来提高效果与质量。这种改变首先源于自己想要成为"更好"老师的志向,以及兴趣与热情;然后是准确的自我评价与定位,设定改进目标;最后是掌握有效的教学知识与技能。[1]

(一)学员们喜爱的优秀教师的特点

优秀临床教师常有以下特点:热情、积极教学、师生与医患关系融洽、有时间教学、平易近人、临床能力强、是某个领域的专家;在教学过程中,建立积极的教学氛围,有清晰的教学目标与期望,能及时提供相关信息,熟练有效地使用提问技巧,适当的行为榜样,提供建设性的反馈与采用同教学目标相符合的评估。[1]了解以上标准,可以帮助临床教师进行自我评价,并设定目标。

(二)提高自身医疗技术水平

优秀的临床教师都有一个共同的特征,就是他们都是优秀的临床医师,这是必要条件。医师本身不断学习的能力,就是对学员的一种示范与促进;高超的医疗技术水平使老师对教学内容融会贯通,深入浅出地教授易于学员理解;完整的知识体系也可以帮助学员学习规范的临床能力与思维。

(三)内心认同医学教育的重要性

有主动的教学意识,经常反思总结,愿意并善于分享;他们常善于利用来自学员或同事反馈的信息,及时修正自己的言行,并带给学员最大的收获。

(四)主动学习教学理论与知识

从应用自发的教学方法发展到有意识地利用教学理论的指导,掌握实践中教学指导的技巧,善于即兴发挥开展床边带教,制定学习目标,激发学员的学习热情,致力于学员的自我学习能力、沟通交流能力与职业精神的培养。

(五)学会与学员融洽相处

真诚、耐心地对待周围学员,与他们结成基于共同价值观的团队,见证学员的言行,直接观察学生的表现,并给予针对性的反馈。在与学员相处的

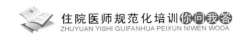
过程中,要以榜样角色来要求自己。各方面知识渊博,处事态度不卑不亢,主张批判思维,应用循证医学的思考与决策方式,睿智且正直,善于捕捉学习机会,并能营造良好的学习氛围。

（六）参与教学团队和师资培训

与志同道合的同事交流教学经验,相互支持、学习与督促,可以大大提高个人学习效率与获得经验的速度。另外,有目的地参加师资培训项目,让自己获得更强的能力去教学、评估与反馈,并强化、改变对教学的态度与看法;学会运用教学理论去替代直觉感受,使自己从一名临床医师转变成有意识改变教学行为的医学教育者。

参考文献

[1]ENDE J. Theory and Practice of Teaching Medicine[M]. Philadelphia:The American College of Physicians Press,2010:70-80.

（王筝扬）

 ## 7.师资的评价机制如何?

临床师资是住院医师规范化培训基地的核心竞争力之一。师资评价机制可以理解为评价师资教学工作过程中,各个教学主体间各种教学关系的综合,包括师资评价的内容、标准和方法等,其目的在于评判师资在临床教学工作中是否认真履行教学职责、完成教学任务等。运行健康的师资评价体系对提高师资教学效率、调动师资工作积极性、促进师资职业发展和师资能力提升起到关键的保障作用,因此师资评价制度的制定关系到培训基地的整体发展水平。

根据师资评价的目的,师资评价机制可分为奖惩性师资评价机制和发展性师资评价机制。

（一）奖惩性师资评价机制

其目的是评价师资的业绩,它更关注于可达到的、相对短期的教学目标(如带教学员数、结业考通过率等),倾向于给师资在某个时间段内的业绩和能力下结论,主要用于教学质量监控,其评价结果往往与师资的名誉和利益相关,如晋升、加薪、评优、解聘等[1]奖惩性师资评价机制由于目标明确且短期可以实现,因此具有见效快、业绩提升迅速的优点,但如果过度应用这类评价方法,可能导致师资一味追求短期教学目标且只满足于"任务达标";

同时,因为评估结果与利益关系密切,还可能引发师资间的激烈竞争,长此以往将阻碍临床教学工作的开展和发展。

(二)发展性师资评价机制

其目的是向师资反馈其教学工作情况,以促使其改进或完善临床中的教学过程,明确下一步发展需求并制订相应的培训计划,最终实现提高师资教学能力并更好地完成教学任务或达到教学目标的目的,也就是所谓的教学相长。这种评价方法看重人的因素,它把培训基地看作一个"有机整体",每个师资则是有进取心的个体,而对于师资的评价则是为了导向、激励和改进,也就是说,是为了让师资认识到自己在教学过程中仍可以改进的部分以及可取的改进方法。该方法类似形成性教学评价[2],试图在日常教学工作中通过评估师资不同方面的教学能力来挖掘其教学过程中可能存在的不足与问题,并通过上级或同级以及师资个人的总结、评语、设定措施与计划等,达到提升师资教学质量的目的。

美国著名教学评价学者斯塔菲尔比姆说过,"评价最重要的意图不是为了证明,而是为了改进",要想充分发挥师资评估机制的优越性,必须结合奖惩性评估与发展性评估机制[3],在设立师资长期发展目标的前提下,不断完善和设定新的教学目标,从而全面提升整个培训基地的教学质量。

参考文献

[1]梁宝珠.浅析当前的教师评价机制[J].新课程(教研版),2011(8):109-110.

[2]王斌华.奖惩性与发展性教师评价制度的比较[J].上海教育科研,2007(12):39-41.

[3]李继恒.奖惩性教师评价是发展性教师评价制度有效实施的基础和保障[J].中国校外教育(下旬刊),2014(z1):214-214.

(陈蓬来　蒋国平)

 ## 8.师资的激励机制如何?

培训基地工作的分工与目标考核带来了师资激励的问题。师资激励机制是指通过特定的方法与教学管理体系,调动师资的带教积极性和创造性,是将师资对教学工作的作用和产出最大化的过程,它是培训基地将培养满足人民群众健康需求的合格医药卫生人才的理想转化为具体事实的连接手段。

激励的出现最早是为了研究"需求",制定师资的激励机制,同样需要先回答这个问题"临床师资的需求是什么?",根据师资的具体"需求"有针对性地制订激励制度和方案,才能作用于师资内心,激发、驱动和强化其带教行为。根据激励理论的分类,师资的激励也可以大致分为三类:内容型激励、过程型激励和行为修正型激励。[1]

内容型激励中可以借鉴的主要有两类激励理论:一类是基于马斯洛需求层次理论,另一类是基于赫茨伯格的双因素理论。[2]简单来说就是,激励机制是否有效取决于能否满足师资的需求或潜在需求,而促使他们满意的因素就是激励因素。不同类别和层次的师资在不同阶段的激励因素有所不同,采用的激励机制也需要有所区别。比如对于主治医师刚满三年的青年师资,他的需求可能是晋升副主任医师,此时教学工作的产出与职称晋升挂钩会成为这类师资的有效激励因素;而对于学科带头人而言,晋升对他们而言已不再具有激励作用,拓宽学术领域、掌握前沿理论和方法、寻求可造医学人才等则可能转变为他们从事教学的潜在需求。

过程型激励中主要的代表理论是亚当斯的公平理论,也就是说,对于同样从事带教工作的师资,他们的满意度不只取决于从事教学获得的绝对报酬,还与他们与同类师资获得的报酬比较后的相对报酬有关。比如,对于同一项技能培训课程,两名合格的培训师资承担同样的教学工作量,最终教学报酬按照职称划分,就产生了不公平,对于师资而言,他们投入的教学时间和精力是同样多的,如果得到的教学报酬不同,则反而起不到激励的作用。

行为修正型激励中需要重点提的是斯金纳的强化理论,根据该理论,师资教学行为的产出对教学动机有强化作用,如果教学行为带来好的结果,可以对教学动机起到正强化的作用,也就是说,可以促使师资更乐于或更积极地投身于教学工作或教学研究;反之,则会起到负强化的作用,最终使师资带教的意愿降低。例如,对于学员反馈较差的师资,如果采取通报批评、扣除带教津贴、暂缓带教资格等措施进行惩罚,则可能削弱其带教的积极性;相反,如果通过沟通正面了解师资存在的具体问题,鼓励其与学员沟通,同时增加相应的师资能力培训机会,则可以起到较好的正强化作用。

总体来说,临床师资本身都是精英人才,他们在各方面都具备较强的能力和潜力,传统的命令式管理方式已不能有效地促使师资从事教学工作,如果能建立起科学有效的师资激励机制,可以促使他们真正融入培训基地的教学文化中来,也只有当教学意识深深扎根于每一位师资的价值观时,才能为我国的医药卫生人才的培养,源源不断地输送新的生命力。

参考文献

[1]郭马兵.激励理论评述[J].首都经济贸易大学学报,2002,4(6):37-40.

[2]陈坚,沈燕丽,王涛,等.双因素理论视角下高校创业教育教师激励策略研究[J].学校党建与思想教育,2016(15):86-88.

（陈蓬来　蒋国平）

 ## 9. 如何做好入科教育？

入科教育是住院医师规范化培训的重要环节之一,是学员快速熟悉轮转科室、明确学习目标、提高学习效率的重要途径。如何做好入科教育,真正达到入科教育"讲细节、做规矩"的效果,我们结合自己的经验,总结如下。

（一）注重用生动的形式承载严肃的内容

根据专科情况,设计入科教育内容及形式,突出学科特色,尽量涵盖相关要求内容。例如:浙江大学医学院附属第二医院风湿免疫科将科室纪律、科室日常工作要求、医患沟通等条条框框规定,以"风湿免疫科住院医师的一天"进行设计,从早交班到查房、操作、收治患者、值班等,按时间顺序将以上内容穿插讲解,给学员留下了深刻的印象。学员评价说这样的入科教育可操作性强,记忆点多,实际掌握情况更好。同时,入科教育时临床教师把医院和科室纪律穿插在临床工作中介绍并强调,获得了显著的效果。又如:浙江大学医学院附属第二医院麻醉科入科教育非常有特色,他们结合自己专科操作多、房间功能不同和要求各异的特色,为了给学员更直接的认识,除了理论培训外,还增加了边走边讲的环节,不仅将每个医疗操作常规和要求清晰地告知,更是结合专科操作和要求进行了初步讲解,在提高学员专业兴趣的同时,做到规范行为、防止差错,这些都是从良好的入科教育开始的。

（二）重视入科教育师资的配备和安排

入科教育的对象是轮转学员,那么引领入科教育的专科教师又该如何配备和安排呢?以浙江大学医学院附属第二医院风湿免疫科为例,我们没有安排某个固定临床教师或教学秘书进行入科教育,一是因为这是一项重复性极高的工作,至少每月一次,固定专人非常容易丧失热情,敷衍了事;二是因为所有临床教师均有培训和引领学员的职责,优质有效的入科教育可为日常工作打下良好的基础,同时,师资了解入科教育相关内容和形式,甚至增加一些专科需求都非常必要。因此,风湿免疫科的入科教育是由所有病房医疗组内的主治医师轮流负责,这样既避免了师资的枯燥感,还有利于不断改进和优化。

（三）不断完善入科教育内容

入科教育内容应包括以下方面:科室培养计划和要求、科室概况、科室纪律、科室日常工作、医德医风和医患沟通等。

（1）科室培养计划和要求:所有的入科教育都应该首先告知学员科室的培养计划要求,包括必须掌握的病种,其他相关病种,技能操作要求,临床决策要求,科研、教学和英文文献阅读要求等。应尽可能具体详细告知每项要求的具体内容。

（2）科室概况:应包括科室床位设置、门诊设置、师资情况和科研成果等。

（3）科室纪律:包括科室日常医疗相关的工作制度（核心制度）、考勤制度、学习制度等;需特别强调专科相关的工作制度,如交接班制度、疑难病例讨论制度、危急值班制度、手术或操作准入制度等。

（4）科室日常工作:介绍科室工作常规,如查房、病例讨论、收治新患者、病例书写等相关日常工作的注意事项,特别是专科相关的特色内容需较为详细告知,如:本科室（风湿免疫科）激素、免疫抑制剂应用原则及相关评估,特殊病情评估工具等。

（5）医德医风及医患沟通:强调培养职业道德和素养,专科特色诊疗项目需特别培训沟通技巧和注意事项（如生物制剂应用等）。

（6）其他:如消防安全、医疗废弃物处置等其他医疗日常可能会涉及的内容。

（薛　静）

10. 如何进行不同专业学员的带教?

对一个临床教师而言,临床教学往往需要同时顾及不同层次、不同专业学员的教学需求。举个例子,2017 年 9 月在浙江大学医学院附属第二医院风湿免疫科轮转的住院医师包括内科专业、麻醉专业、皮肤科专业以及全科专业。这些学员中又分别有一年级、二年级及三年级的不同层次学员,那么临床上,如何区别和分层次对待这些不同专业的学员呢?

（1）梳理一下住院医师规范化培训制度专业细则对本专业的要求,也要同时梳理外专业需要涉及本专业轮转要求。譬如,内科住院医师的临床技能要求包括对抗核抗体等化验单分析及关节腔穿刺操作,而外专业如麻醉、皮肤、全科等其他专业的轮转医师,对风湿免疫科的专科要求并没有这么细致,以掌握基本病种、临床思维和基本处理原则为主要目标,特别要注意国家重点扶植专业——全科,对本专业的培训细则要求。通过这样的梳理,就能更清晰地区别和分层次对待不同专业学员,真正做到有的放矢。

(2)内科住院医师培训的基本层次可分为临床基本功、临床技能及临床决策(诊治思维)等几个阶段。针对不同层次的住院医师应注意按照阶段培养目标和需求进行培训。譬如:内科专业住院医师一年级以临床基本功培训为主,包括病史采集、体格检查、病历书写、基本理论知识,指导他们顺利通过医师资格考试。内科专业二年级以临床技能培训为主,包括分析化验单、各种影像学资料、电生理学检查结果及公共平台训练的技能操作(如各种穿刺操作等),掌握基本的内科临床思维。内科专业三年级则以临床决策能力培训为主,包括病例分析、诊治,基本的专科技能操作,科研引导,指导他们顺利通过培训结业考核。

通过分层次、按需求的不同专业不同层次的住院医师规范化培训,达到不同专业住院医师规范化培训的培养目标,为培养合格的住院医师提供保证。

(薛　静)

 11. 如何做好病史采集指导?

病史采集指导的本质应当是:通过一定程序针对患者临床病情进行询问与了解,来训练学员基于这些信息作出判断的临床思维过程,反映其临床推理的能力;训练学员有针对性、有重点地整合病情信息用于鉴别诊断的能力。指导的要点如下:

(一)明确病史采集的目的

临床教师要让学员了解,病史采集的目的并不只是单纯地按医疗文书的要求填写结构式的病历表格,更不是起草什么随时准备拿去当免责声明、呈堂证供的法律文书。所以在这个过程中,回顾医学院校期间所学的病史采集的结构与技巧只是最基础的环节。

(二)强调病史采集的重要性

80%的诊断信息来源于病史采集,过早地结束问诊过程,或长时间地问诊,都是对病史采集缺乏思路的表现。[1]通常,学员在与患者交谈和病史采集过程中,不能发现任何线索的原因是他们或许没有认真地去听患者的叙述。[2]

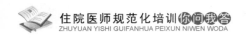
（三）训练要求必须高于院校教育阶段

住院医师规范化培训学员不能只按照医学院期间诊断学的要求开展训练，而是需要开始培训他们熟练应用这些技能，整体依据自身的知识储备与鉴别诊断思路的要求，以采集患者信息用于产生有效诊断与决策为目标来开展这项工作。这种能力甚至要求学员能够逐步依据临床思维来挖掘与求证患者非自主提供的信息用于诊断与决策，例如在与怀疑 HIV 感染患者交谈时，能认真地"挖掘式询问"患者的性取向来获得有关易感因素的信息。在这些要求基础上总结形成的病史才是符合要求的，才能够反映学员的临床假设与推理的思维能力。

（四）强化训练沟通与交流能力

在采集病史过程中，要关注训练学员的沟通与交流能力，这不仅是指询问病史获取信息的技巧，还指要掌握接受患者各类咨询（Counseling）的能力，"以患者为中心"的权衡与决策方法，以及如何表达对患者的同情心、人文关怀和教育患者等非临床技能。

参考文献

［1］WIESE J. Teaching in the Hospital［M］. Philadelphia：The American College of Physicians Press，2010：72.

［2］McFADDEN D. 美国医生查房规范与实例分析［M］. 王建安，译. 北京：人民卫生出版社，2004：51.

（王筝扬）

 12. 如何做好体格检查指导？

体格检查指导是在病史采集的基础上，训练学员结合前一步病史信息中鉴别诊断的思路，开展针对性、有重点的体格检查，便于进一步收集体征的信息用于对鉴别诊断的验证，并做出初步判断的能力。指导的要点如下：

（一）明确体格检查目的

临床教师要让学员了解，体格检查目的不只是单纯地按照流程要求完成并填写结构式体格检查表格，关键在于这个过程中的"思考"，依据鉴别诊断思路，开展相关部位的重点体格检查，以采集患者体征信息用于进一步产生有效诊断为目的。

（二）训练要求必须高于院校教育阶段

1.在体格检查过程中,回顾与练习医学院校期间所学的体格检查基本技能只是最基础的环节,住院医师规范化培训学员原则上需要灵活应用这些技能。例如,在对一名胸腔积液的患者进行体格检查时,医学生只需按部就班地掌握胸部体格检查手法并发现体征;而住院医生除了能发现胸部体征以外,还能判断是否存在心力衰竭、浮肿以及肿瘤等潜在鉴别诊断因素引起的全身体征。

2.除了体格检查技能培训以外,还应有目的地训练住院医师规范化培训学员在此过程中适时地表达对患者的同情心和人文关怀等非临床能力。

（三）临床教师指导与反馈的重要性

临床教师可以通过床边直接观察进行评估与反馈;也可以通过听取病史汇报或查阅病历记录的体格检查部分,来判断学员的体征信息收集与临床思维能力,并且给予针对性的指导;临床教师还可以在教学查房或门诊教学中,亲身示范这种基于鉴别诊断的重点体格检查方法,通过发现典型体征来强调体格检查信息对诊断的重要意义,并鼓励学员提出不同意见进行探讨与反思,这也将让学员改变对体格检查轻视的态度,并受益终身。

（四）体格检查在评估患者病情中的其他价值

通过体格检查关注患者生命体征,以便应对危急变化做出及时的判断与干预。具体表现在:

1.体格检查常能够让医生发现一些值得评估的新问题。

2.每天体格检查让医生了解病情的进展变化情况。

3.通过体格检查接触患者,常能使患者感到安心。

4.体格检查给医生提供思路与方向,以选择更有针对性的诊断检查。[1]

参考文献

[1]McFADDEN D. 美国医生查房规范与实例分析[M]. 王建安,译.北京:人民卫生出版社,2004:81.

（王筝扬）

13. 什么是 SOAP 病历?

这是一种国际通行的日常病程记录模式（包括部分门诊记录）。

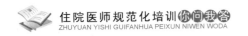
（一）SOAP 的含义

1．"S"（subjective）指患者的主观症状描述，这部分应该用患者自己的语言来表达。

2．"O"（objective）指各类客观检查数据，这部分记录患者的生命体征、体格检查结果、实验室影像资料、会诊结果等，须避免记录"生命体征平稳"等判断语句。

3．"A"（assessment）指医生基于上述数据做出的判断与评估，这一部分最为重要。当疾病原因未明时，应包括鉴别诊断。

4．"P"（plan）指医生基于判断做出的诊治计划。

（二）采用 SOAP 病历的意义

通过 SOAP 来总结并记录患者病历，这种方法的普遍适用性强，对于患者的评估来说非常有价值，更能清晰而有条理地帮助医生及其他医护人员了解患者的病情变化。[1]这种记录模式还可以与医学生、住院医师的临床胜任力表现相结合，通过判读学员的 SOAP 记录间接了解他们的胜任力与临床思维能力的变化。浙江大学医学院附属邵逸夫医院自建院开始就采用这种模式进行病程记录。

（三）采用 SOAP 格式记录病程录样板

记录时间：2018-01-12　09：30

S：患者昨日到今晨咳嗽较多，伴有痰中带血，无呼吸困难；肩背部疼痛。

O：神清，精神软。

生命体征：体温最高 37℃，血压 133～140/85～90mmHg。心率 95 次/分，呼吸频率 24 次/分，疼痛评分 4 分，氧饱和度 98％。

肺部听诊：右肺下部呼吸音减低，语颤减弱。

肺部影像（2018-01-10）：提示右肺下部肿瘤伴少量胸腔积液，纵隔内隆突下及右肺门淋巴结节增大。

全身骨核素显像（2018-01-11）：右侧肋骨、胸椎多处核素浓聚影，考虑骨转移。

血肿瘤标志物（2018-01-11）：CEA 58ng/ml（显著增高）。

血电解质（2018-01-12）：Na 126mmol/L。

肺部穿刺活检病理（2018-01-11）：腺癌。

A：(1)肺癌（腺癌 cT3N2M1 Ⅳ 期）伴骨转移；(2)恶性胸腔积液；(3)低钠

血症：抗利尿激素不适当分泌综合征（SIADH）。

P：（1）腺癌组织送基因检测；（2）镇咳治疗：可待因片 10mg 每 8 小时口服；（3）镇痛治疗：羟考酮缓释片 10mg 每 12 小时口服；（4）纠正低钠血症，限制自由水的摄入，每日＜800㎖；（5）胸腔积液引流。

参考文献

[1]McFADDEN D. 美国医生查房规范与实例分析[M]. 王建安，译. 北京：人民卫生出版社，2004：103.

（王筝扬）

 14. 如何指导住院医师修改病历？

临床教师应以 2010 年发布的《病历书写基本规范》为基本依据，要求住院医师能够规范正确书写病历，包括门诊病历和住院病历。[1]指导原则为客观、真实、准确、及时、完整、规范。要将病历书写与住院医师临床思维培养结合起来，并对以下方面重点强调：

1. 在入院录及首次病程录的书写中，带教老师要重点关注 4 个方面。

（1）主诉三特点：最主要的症状和体征，涵盖主要症状/体征的部位和持续时间，并简明概括，避免使用病名。

（2）现病史三原则：以客观事实为依据，具有动态发展的视角，具有系统性和整体性。

（3）现病史七要素：起病的情况和时间，主要症状的特点，病因与诱因，伴随症状，病情的发展和演变，诊治经过，病程中的一般情况。

（4）首次病程录四原则：病史特点归纳拒绝拷贝，精简罗列诊断依据，全面考虑鉴别诊断，制定个性化的诊疗方案。

2. 在日常病程录的书写中，临床教师在临床查房中要抓住六个要点，同时要嘱咐住院医师做到四件事。

（1）六要点：分析现存病情（症状和体征），可能存在哪些原因；目前的诊断是什么，鉴别诊断有哪些；分析已做的检查并讲解原因；下一阶段的治疗，下一阶段还需要做什么检查，为什么要这样做；患者诊断的疾病目前最新治疗与新理论；强调个性化的医患沟通。

（2）四件事：对住院患者疾病的诊治有一定预期，并注意观察重要的症状体征；及时追踪实验室检查结果；知道何时何种情况需要复查；进行个性化的医患沟通。

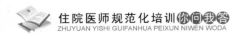
（3）同时要注意各类病程记录书写的时效性，及时准确记录并处理。

3. 手术记录或操作记录要遵守"三不准"原则。

（1）不准伪造臆想手术记录；

（2）手术记录要个性化，不准拷贝；

（3）记录一定要及时准确，不准写"回忆录"。

4. 书写出院记录做到"三必须"。

（1）内容必须准确无误；

（2）对患者的随访内容和随访时间必须描述清楚；

（3）必须对患者后续治疗给出建设性意见。

病历书写是提高临床思维能力的基础和根本，住院医师要脚踏实地地从病史采集、体格检查开始认真书写。要概括总结，善于发现蛛丝马迹寻求诊断依据，才能循序渐进，形成敏捷的临床思维。临床教师无论临床工作多繁忙，都务必抽出时间认真修改住院医师书写的病历，并及时反馈修改内容。

参考文献

［1］卫生部. 卫生部关于印发《病历书写基本规范》的通知（卫医政发〔2010〕11号）［EB/OL］.（2010-02-04）［2018-05-31］. http://www.nhfpc.gov.cn/zwgk/wtwj/201304/1917f257cd774afa835cff168dc4ea41.shtml.

（阮恒超）

 15. 如何撰写教案？

教案是教师为顺利而有效地开展教学活动，根据教学大纲的要求，以课时或课题为单位，对教学内容、教学步骤、教学方法等进行具体安排和设计的一种实用性教学文书，包括时间、方法、步骤以及教学的组织等。临床医学教案是临床教师对教学内容的教学设计和设想，而不是对教材的拷贝。一份完整的教案需包括授课课题、教学目的和要求、教学重点与难点、教学法（讲授法、演示法、讨论法等）、教学手段与用具（多媒体辅助教学，课件、标本、模型等用具）、教学内容提要、步骤及时间分配、思考题、参考文献等。重点需写出教学全过程的总体结构设计，展开教学的主要环节与逻辑顺序及过渡衔接，教学重、难点的突破方法，以及所采用的教学手段、教学方法。

撰书写具体教案需掌握以下原则：

（一）科学性

立足教材内容，紧扣大纲要求，同时结合学生的实际知识层次与要求，确定教学目标、重点、难点，设计教学过程，避免出现知识性错误。

（二）创新性

教材是死的，但教法是活的，因此备课时需参考材料，充分利用教学资源，吸取同行经验。在自己钻研教材的基础上，广泛涉猎多种教学参考资料与他人经验，结合个人教学体会，巧妙构思，在教学流程设计、教具使用及教学互动形式等方面均可创新。

（三）实用性

临床教学内容、形式多样，学术知识层次也不相同，同一内容对不同级学生讲授也存在不同的重点和难点，因此教案设计需结合课型、学生特点及教学内容。

（四）针对性

临床教学特别是教学查房、病例讨论等实践课，学生由于思维能力不同，对问题的理解程度不同，常会提出不同的问题和看法，教学进程有可能离开教案所预想的情况，因此在此类课程中，需充分估计学生在学习时可能提出的问题，确定好重点、难点、疑点和关键点，设计如何引导。

（五）灵活性

在教学过程中，针对不同教学内容，选择不同的教学方法，其具体可能涉及：详细步骤安排，需用时间；怎样提出问题，如何逐步启发、诱导；提问哪些学生，需用多少时间；归纳小结怎样进行，是教师还是学生归纳，需用多少时间；思考题布置哪些内容，需要考虑知识重、难点，能力拓展等。

（六）简要性

教案应按规定格式、标题分明，书写简明扼要，一个充满教学经验的教案是简短而翔实的。

（韩　飞）

 16. 如何书写教学查房教案？

教学查房教案包括教学内容、依托病例、教学对象、教学目的和要求、教学设计（教学查房准备、教学查房步骤及时间分配、注意事项、关键提问、教

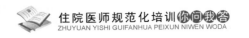
学要点、实施手段等)、思考题、参考文献等。

(一)教学查房教案书写的关键点

1.紧扣教学大纲,按照相关专业培训细则的要求确定培训目标,选择有教学意义的典型病例(病情相对稳定、病史典型、症状与体征明显、诊断基本明确),或有利于培养教学对象的临床思维方式、需进一步明确诊断或有治疗意义的病例。充分估计教学对象在学习时可能提出的问题,确定好重点、难点和关键点。

2.合理分配时间,准确把控各步骤所需时间及重点内容,特别是对患者床边时间的掌握。

3.整理病例相关的知识点、技能并分级,了解教学对象的知识层次,做到心中有数,结合两者情况来设计问题,引导讨论并逐级深入分析。

4.提炼思维要点或思路,阶段式归纳,最后总结要点:①通过本病例教学,培训对象需要掌握、熟悉、了解的内容;②关于本病例还需要思考的内容,包括还需要明确的问题,还存在的目前不可解释的问题,如何去进一步解决问题等;③建议阅读的参考文献和思考题等。

(二)教学查房教案实施的注意点

1.临床教师要紧密围绕病例特点、诊断与鉴别诊断、治疗方案的制定和预后判断,依据病史、影像资料、化验检查等展开讨论,强调规范和诊断完整。

2.讨论中强调逻辑性,突出临床思维过程,注重临床思维能力培养。

3.强调对教学对象的启发和引导,注重互动,避免教师单方面讲课;注重师生互动、医护互动及医患互动等过程。

4.注重人文关怀及爱伤观念的言传身教。

(韩　飞)

17. 如何开展教学查房?

教学查房是临床教师通过对典型病例诊治过程的集体示教和分析,对临床上的各类医学生(含低年资医师)的临床思维方法、动手操作能力、交流沟通能力、语言表达能力等进行系统培养的重要临床教学活动,也是提高各级医师工作能力和诊治水平的重要环节。其目的是通过某个病例的教学查房,使学员掌握某一症状或相似病例的诊疗思维。[1]

针对以住院医师为教学对象的教学查房,应特别强调以学生为主体、教师为引导的教学理念,着重解决三个核心问题:①如何将理论运用于实践;②如何提高解决问题的能力;③如何学会批判性思维[1]。具体要注意以下几个方面。

(一)教学查房的要素

1.准备充分:病历、资料、教案设计、物品等;学员应事先熟悉病史。

2.目的明确:围绕大纲和"三基",结合实际,依托典型、常见、诊断明确的病例,解决某一具体临床问题,突出诊疗思维培训。

3.过程规范:程序、方法、手法;总时间控制在60~90分钟。

4.临床分析:结合实际分析诊疗计划。

5.启发教学:引导式提问,培养学生科学的临床思维能力。

6.归纳总结:阶段式总结,承上启下;最后总结点评。

7.为人师表:礼貌、关心、温雅、整洁。

(二)教学查房三步骤与内容

步骤1:

1.查房教师介绍查房病种、目的与要求。

步骤2:

2.住院医师汇报病史(床边或示教室)。

3.床边核实病史,体格检查。

步骤3:

4.补充/修改病史。

5.指导读片和分析报告单。

6.总结病例特点。

7.引导诊断与鉴别诊断分析。

8.引导治疗计划制订。

9.疑难解答与新进展介绍。

(三)教学查房中教学能力培养要点

1.主查教师的考察与示教(主要用于病史采集/体格检查环节)的规范展示,关键问题的讲解。

2.互动式学习的方法与技巧,包括:运用针对性和开放式提问来逐级引领讨论的展开与深入;运用启发式提问来培养、完善学员的思维能力;注意创造学员间互动机会来考察与培养高年资学员的带教能力等。

3.总结与归纳的有效开展,提倡阶段式归纳总结,适时总结要点,起到

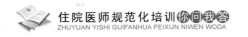

承上启下的作用。

（四）教学查房床边环节要点

1.床边环节用时：15~20分钟。

2.床边站位：注意主查教师站病人右边；汇报病史住院医师站病人左边显要位置，待体检时到病人右边；其他住院医师、各级医师及主管护士站病人左边，避免站在病人床尾。

3.床边环节要点：①汇报病史，核实病史，体格检查；②考察与示范为主，避免分析病情；③注重爱伤观念，隐私保护，医患互动、医护互动；④查房行为规范，准备充分；⑤学员脱离病历汇报，全面查体，突出专科；⑥教师复核病史、体征，示范与纠正。

（五）教学查房的常见问题

1.将教学查房混同于其他临床查房（如三级查房）。

2.没有牢记教学查房的主体是学生，教师应起引导作用；教师以课堂搬家式的小讲课代替教学查房。

3.教学查房缺乏计划性和目的性，具体表现在：①目的不明确，没有开宗明义；②病例不适当，如选择少见、疑难病例；③步骤不完整，如缺少辅助检查分析、未做病例总结等；④提问不精准，未依据学员的知识结构与水平展开针对性提问。

（六）分级引导式教学查房

以住院医师为主体的教学查房，针对同一病例，让不同年级的2~3位学员做主要准备，教师设计问题和考核目标，进行分级引导，培养学员的自学能力、教学能力，促进其临床综合能力的提升。以内科专业为例，针对一年级学员以大内科症状学为导向，注重思维的广度；针对二、三年级学员应注意引导向亚专业深入，注重思维的深度。

1.分级引导教学查房计划的设计

（1）教学查房项目名称：根据本次教学查房教学目标（即：拟解决的问题）而设定。

（2）教学查房的对象：应关注参加本次教学查房的学员背景（专业、年级等）。

（3）依托的病例：应根据住培标准要求的病种进行选择。

（4）关键提问：整理相关知识点、技能，根据培训要求，对不同级学员设计问题进行分级引导。

（5）评估的要点：分级评估。

2.分级引导教学查房的准备要点

(1)2～3个不同年级学员准备同一份病例。

(2)以病例为主体,大多从症状入手分析(避免直接从疾病入手)。

(3)充分准备,整理相关知识点、技能,并分级。

(4)设计引导问题,分级引领。

(5)事先提炼关键知识点和思路。

(6)必须有病例特点的总结。

3.分级引导教学查房的实施要点

(1)坚持学员为主体,教师要"多问少说"。

(2)注意程序的规范化。具体要求:学员汇报(教师适时插入提问或鼓励学员间提问),学员讨论(创造学员间互动机会,尤其注意培养高年资学员的带教能力),教师归纳小结并引导进入下一步;学员讨论(期间穿插证据收集和显示),教师总结点评。

(3)采取针对性提问。根据知识点、技能的分级设计,针对性地对不同级学员进行提问。可采用开放性问题,引导不同阶段的讨论;也可以采用启发式提问,培养并完善学员的思维能力及综合治疗能力。

(4)阶段式小结:教师应在学员讨论时,适时进行阶段性概括,提炼知识点和思路。

(5)对教学查房目标完成情况的评估,教师可准备两份病例,第一份主要用于"教";第二份主要用于"考",即评估学员是否达到本次教学查房所要求的教学目标与要求。

参考文献

[1]张苏展,耿晓北.实施分级引导式教学查房的改革与实践[J].中国高等医学教育,2005(5):82-83.

(韩 飞 耿晓北)

 18. 如何做好临床小讲课?

临床小讲课是一种常用的教学方法,它以理论教学为主,紧密结合临床及学科特点,巩固基础理论,拓展基础知识,开阔临床视野,同时也可以培养年轻医师的教学能力。临床小讲课有多种方法如讲授法、演示法、情景模拟、工作坊等。

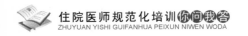

（一）在临床小讲课之前需要注意的要点

1. 明确教学对象和目标

在备课之前事先应明确听课对象的总体情况，如：住院医师的年资和专业；他们的知识背景如何；教学目标或培训细则是什么。

2. 制作良好的课件（PPT）

良好的课件制作是备课的重点，在制作课件过程中要注意：选择合适的幻灯片模板；标题清晰；内容简明扼要，重点突出；插入适当的图片或动画。

3. 重视课件的总结

课件的收尾对评估本次小讲课的效果至关重要。幻灯的结束页建议包含以下内容：

（1）重复小讲课要点；

（2）设置一些小问题，检验住院医师的掌握程度；

（3）提出要求或展望。

（二）在临床小讲课过程中需要掌握的技巧

1. 准备材料，启发兴趣

知识的传播和更新的速度非常快，作为教育者，教会住院医师学习方法、引导他们产生学习兴趣比传授知识更重要。因此，在材料准备过程中，要注重知识的纵向和横向的联系，拓展住院医师的知识面，帮助构建正确的临床思维，提高实际工作中解决问题的能力。

2. 扬长避短，灵活多样

要充分了解小讲课的特点，根据教学目标和要求分层次梳理需要掌握、熟悉和了解的内容；避免重复大课的内容，重点介绍大课不会涉及的内容，如症状的鉴别、辅助检查结果的解读、具体操作细节等；帮助住院医师养成良好的工作习惯与临床思维。

3. 实践—重复—实践

荀子曾经说过："不闻不若闻之，闻之不若见之，见之不若知之，知之不若行之，学至于行而止矣。"在临床教学过程中，我们要引导住院医师学习由灌输变为诱导，由被动走向主动。引导住院医师不断实践，促进学习收获的最大化。

4. 善用工具，与时俱进

在移动互联网时代，我们要与时俱进，充分利用电子检索工具、各种医学应用软件和信息传递工具，提高教学和临床工作效率。

5.营造氛围,教学相长

在小讲课过程中,要注重个人仪表,运用沟通交流的技巧,突出重点和难点,注意时间的控制,从多维度构建和谐的教学环境,建立和谐的师生关系,达到教与学的和谐共振。

（薛　静　陈韶华）

19. 如何做好床边带教?

所谓床边带教（Bedside Teaching）,可以泛指一切临床中以实践过程为背景,融合于日常医疗工作中发生的教学活动,例如交班、查房、门诊、手术操作等过程中的教学。通常情况下,在处置患者的具体病情过程中,以解决患者的诊治需求为核心目标,常由教与学的双方共同参与临床活动。临床教师可通过一定策略,结合具体病例背景,在有限的临床时间内,开展有针对性的、高效的临床指导,同时又完成了临床诊疗目标。这种教学方式通常需要即兴发挥,对临床教师的综合教学能力、学员的临床参与度都有很高的要求。如何做好床边带教,需要从以下几个方面进行考虑:

（一）需要临床教师有很好的教学意识与丰富的医学学识

教学其实在临床过程中无处不在,小到分析一个典型的临床体征在诊断中的意义,大到引导团队如何对一个疑难复杂病例进行临床决策,并协调医疗资源最终解决患者的问题,都可以开展床边带教。其核心是临床教师是否善于发现教学点,并习惯开展反思。当然,决定教学意识的因素还有医师是否曾处在一个医学教育传承的环境中,让他们认识到自己的成长与环境中教学氛围密不可分。如果他们认识到了,那么他们也会倾向于主动在临床环境中开展对年轻医生的教学。这也是传统的附属医院或教学医院一般比普通医院更善于开展医学教育的原因。

（二）需要临床教师掌握高效的床边带教技巧

学会利用"苏格拉底提问法"（见下页"小贴士"）来发现学员的薄弱环节,这种床边带教技能与传统概念中传授知识的教学有本质的不同,它是一种以启发式提问来引导知识衔接的学习过程。床边带教是在日常繁忙的临床工作中进行的,其教学过程必须高效,但又需要保证教学的元素（符合认知学习原理,能拓展原有知识边界,以及包含评估反馈）。因此,临床教师必须使得教学目标与学员的需求相匹配,要有针对性。这样既符合高效率教学的要求,又能切实评估学员的知识边界与表现,帮助学员将新的信息与以往知识记忆相连接,以符合成年人学习原理。为了更好开展这种床边带教,临床教师需要了解很多教育、心理、行为与学习的理论,掌握一些床边带教模式[一分钟教学、SNAPPS 模式(详见 24 问)、"以学生为中心"的教学等]。

(三)需要临床教师掌握评估与反馈的技巧

传统的传授式教学的一大缺陷就是不能及时评估与反馈。床边带教通过启发式问答进行,在鼓励学员参与讨论的过程中,通过学员的表述就可以对其的医学知识与临床应用能力开展评估;结合对学员行为的观察,即可对学员进行针对性的反馈与指导。这种日常点滴式的教学评估不断积累,就可以获得学员临床胜任力评价的第一手资料,并且能够作为过程评估促进日常行为改进与自我学习。床边带教的评估内容应该是多样的,临床教师不仅需要观察学员的知识储备,更需要观察其临床思维与诊疗决策能力,还有很多非临床能力(如沟通交流、学习能力或职业素养),这些都需要通过反馈与指导来完成。

(四)确保学员全程在监督下参与临床决策过程

各类床边带教活动的最终目标是完成临床诊治,为患者提供医疗服务。学员在整个医疗小组的协作下,完成工作,这是开展床边带教的基础。床边带教中所有的教学探讨都是基于学员对患者病情的收集与预先分析。所以学员深入参与诊治过程是床边带教的必要条件。要创造条件让学员参与临床决策过程,而不只是作为"书记员或被动执行者"。典型的模式就是推进分级的教学小组制度,以及预查房制度(pre-rounding),让学员各自有机会独立接触患者病情,先行思考与处置,并尝试在上级医师监督下承担责任。要在临床实践中学习,首先要有机会参与真正的临床实践与决策过程。

(王筝扬)

小贴士:

什么是"苏格拉底提问法"

古希腊哲学家苏格拉底运用这种什么是"苏格拉底提问法"方法来启迪年轻人,所以其被称为"苏格拉底提问法(Socratic method)"。这种提问方法采用简单的问题将学员已经掌握的知识与尚未理解的知识逐渐联系起来[1],同时提问还可以帮助带教老师了解学员既往的知识水平与经验。在床边带教过程中,学会利用"苏格拉底提问法"能发现学员的薄弱环节,能即兴发挥做有针对性的教学,并善于利用反思模式,引导学员开展自我学习与反思。

例如带教老师想了解学员是否掌握了肺炎诊断标准（发热、呼吸道症状或实验室检查＋肺部影像学表现），大可不必让其背诵标准（因为学员有可能一无所知，无法回答），而是通过结合具体病例来询问学员对患者临床表现观察的结果，通过数个基于原有认知简单问题的引导，来帮其归纳诊断所需的相关信息，最后促进学员进行总结与反思，自己得出结论，以及引导相关深入学习。运用这种方法，临床教师更像是一个帮助学员从具体病例中学习的促进者（Facilitator），或是如同体育训练中的教练（Coaching）角色。

参考文献

[1]WIESE J. Teaching in the hospital[M]. Philadelphia：The American College of Physicians Press,2010:16-18.

（王筝扬）

20. 如何指导住院医师针对辅助检查进行结果判读？

辅助检查的意义不单是数据的增高减低变化、阳性阴性的结果，重要的是：要与临床信息整合起来解读。临床教师在指导中应注意以下要点：

（1）应要求住院医师预先了解相关辅助检查结果与临床意义，掌握特征性影像学图片的识别（这是基本医学知识部分，这里不作展开）。

（2）住院医师应了解，辅助检查结果的判读重点不是在记忆或背诵本身，而是在于结合病史信息、流行病学背景、病理生理机制以及鉴别诊断的需要，来判断辅助检查结果带来的阳性或阴性的诊断价值，是更加支持某项诊断，还是可以排除某项诊断。例如：单一检测到血D-二聚体值增高，在临床有许多病因可以导致，判断没有指向性；但是如果患者存在有特定呼吸困难症状以及长期下肢制动的危险因素，那么检验结果将增加肺栓塞的可能性，提示需要进一步进行肺血管影像学的检查。再例如：影像学提示胸腔积液，结合流行病学思考，如果对年轻患者的诊断应倾向于解读为良性的结核感染，而老年人则倾向于解读为恶性可能；如果还有具体病史细节，则诊断就更容易弄清楚。所以，判读辅助检查结果必须结合临床病史与体格检查信息来进行。

（3）除了了解辅助检查的数据高低或图片特征以及临床意义外，对于某项诊断性辅助检查的敏感性、特异性、假阳性、假阴性的意义也要有所了解，这样才能更合理地运用统计学概率原理的数学思维来进行医学中诸多不确定性问题的判断。例如，通过敏感性与特异性计算获得似然比（likelihood ratio），结合先前判断的概率，可对诊断结果进行精确推算。

（王筝扬）

21. 基于病例的教学模式有哪些？

基于病例的教学模式本质上都是利用病例情景来更好地帮助学员循序渐进地激活与连接以往的知识记忆，在医学知识与技能的反复应用中学习；在解决患者临床需求的同时，发现学员的问题与不足；教师可以根据某个病例为学员进行讲解，但更重要的是进一步引导他们开展自我学习与反思。这样的模式符合成年人学习的原理。所以理论上，符合这个原则的大部分的临床教学都应是基于病例的教学活动，例如教学查房、床边带教、病例回顾、门诊教学、操作指导、PBL 讨论、疑难病例分析、部分模拟训练等。其中，共有的教学原则形成一些固定的教学模式，被称为基于病例的教学模式。

（一）基于病例的教学模式的步骤

一般来说，开展以病例为基础的教学活动时，除了保质保量地为患者提供医疗服务外，还需要按模式开展以下教学步骤：

（1）行为榜样（示范如何处理患者流程）；

（2）"苏格拉底提问法"（让学员说出他们的思路或决策）；

（3）开展专家角度的咨询（鼓励学员对不了解的部分开展提问）；

（4）知识解答（围绕病例开展相关有针对性的指导与教学）；

（5）展示解决问题的思路（发表对病例具体问题的看法）；

（6）鼓励自我引导式的学习（引导学员发现问题，并依据兴趣进一步延展性检索阅读）；

（7）由教师引导学习任务（向学生推荐一些相关的文献、书籍或专题）。

在开展基于病例的教学时，临床教师可以组合使用以上的教学步骤。所以，许多医学教育家也将这些步骤进行了相对固定的组合，方便临床带教中应用。

（二）常见的基于病例的教学模式

一分钟教学（one minute preceptor）模式，又称五步法小技巧模式、"Aunt

Minnie"模式、问题示范解决模式、一分钟观察模式、SNAPPS模式等。这些模式被广泛地应用于门诊教学、医疗查房、技能培训、病例回顾,甚至教学查房过程中,收到了很好的教学效果。

（三）基于病例的教学模式的注意点

1.成功的基于病例的教学应实现认知学习原则与教学原则互相结合。

（1）在认知学习原则方面:通过对病例的处理,学员原有的知识得到复习与应用,并通过学习得到扩展;整个过程中运用了临床思维;并有机会通过练习,来展现认知薄弱的环节,得到老师的反馈与指导。

（2）在教学原则方面:基于病例教学的过程更有针对性,而不是泛泛而谈;教学双方有充分交流讨论的过程;教师有机会判断学员的表现并给予反馈等。[1]

2.避免降低教学效率:在以病例为基础的教学中,也常会出现一些降低教学效率的错误,包括:从学员手中接管病例,变主动学习机会为被动灌输甚至评判;临床教师提问过多,造成学生疲于应付;交流时没有给予学员充分的思考时间;变为教学讲课,屏蔽了学员主动学习的机会;问一些预设答案的问题,无益于对学员认知能力的评价;逼迫学员回答超出能力范围的问题,而不是通过探讨性的问题来步步引导;缺乏对学员表现的反馈,或没有捕捉到合适的反馈时机。那样的话,教育效果就会大打折扣。[2]所以,基于病例的教学,教学双方都需要对教学模式、教学原理及学习理论有所了解才能够开展。

参考文献

[1]CHACKO KM, et al. Teaching models for outpatient medicine[J]. The Clinical Teacher,2007(4):82-86.

[2]ALGUIREPC, et al. Teaching in your office[M]. 2nd ed. Philadelphia:The American College of Physicians Press,2010:52-55.

（王筝扬）

 22.什么是一分钟观察?

一分钟观察是由 Ferenchick 等提出的一种以病例为基础的教学与评估的方法。[1]这种方法是指当学生在进行某一特定的临床活动时,例如采集病史、体格检查,临床教师对其进行简短的观察。通过多次不同时间段的"一分钟观察",来还原某项临床行为或技能的全貌。这里的"一分钟"不是真正的时间概念,而是代表这种过程"简短"的含义。这是采用对临床胜任

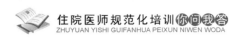

力与临床思维评价的重要方法——"直接观察法（direct observation）"来获得学员表现的第一手资料。

（一）"一分钟观察"的优点

"一分钟观察"方法是反复多次应用，短时间、有目的地展开评估，相比开展全程观察而言，不需要占用大量时间，效率较高。

（二）"一分钟观察"的步骤[2]

（1）向学员解释观察的目的与流程；

（2）选择一种技能进行观察；

（3）向患者告知计划与目的；

（4）在一个较短的时间内进行观察，不打断学员的操作过程；

（5）离开现场，让学员看完患者之后去找临床教师；

（6）提供即刻反馈；

（7）通过从学员那里观察到的信息来安排教学计划；

（8）重复以上过程，观察学员的其他技能。

（三）"一分钟观察"的应用

例如，当临床教师要评价学员对患者的接诊（interview）能力，就可以将这个过程分解为病史采集、体格检查与患者咨询三个环节，分别进行多次的一分钟观察，在几天或几周内完成评价与反馈。因为本方法的观察时间较短，需要通过多次反复来完善，所以临床教师可以事先对需要观察与评估的维度做好分类与设定，这样可在教学过程中，通过多次应用观察法来保证评价与反馈的全面性。

参考文献

[1] FERENCHICK G，et al. Strategies for efficient and effective teaching in ambulatory care setting[J]. Acad Med. 1997（72）：2777-2780.

[2] ALGUIREPC，et al. Teaching in your office[M]. 2nd ed. Philadelphia：The American College of Physicians Press，2010：47.

（王筝扬）

23. 什么是以学生为中心的教学？

以学生为中心的教学就是在教师和学生共同组成的学习环境中,让学生主动参与、充分参与,尽可能减少临床教师传授的知识与学员需求的知识之间的差异。[1]

（一）如何开展以学生为中心的教学

（1）与学生互动:首先需要与学生开展互动,了解他们的不足和学习需求。

（2）让学生提问:以学生为中心的教学需要学生自己提出感兴趣的问题作为教学的开始。正如与"以患者为中心的诊疗"原则类似,通常开始会让患者提出自己的问题及对问题的看法一样,医生再依据之前的问题做出自己的判断以及解释观点。

（二）以学生为中心的教学程序

美国华盛顿大学的 Pinsky 提出了以医学生为中心的教学模式,程序如下[2]:

（1）明确问题——学生汇报患者背景资料以及就诊需求。同时学员须依据患者情况提出相应的问题或学习需求。

（2）决策信息——学生继续汇报对患者诊治决策的详细信息,例如病史、体格检查、辅助检查结果、最有可能的诊断和初步计划。

（3）关注问题——学生应结合自己的临床知识背景及思考过程提出自己对问题的看法。临床教师通过学生的问题以及自我解读的能力,对他们展开评估,来确定针对性的教学方法。

（三）本教学方法在临床教学中的应用

例如:学生在与患者开始交流时,就需要思考一些相关的问题,并且这种问题的范围不局限于医学知识,可以关于诊治流程、沟通技巧以及职业精神等。临床教师通过交流与反馈,可以针对性地回答学员提出的问题,也可以引导他们去自我学习。这种教学模式不是孤立的,可以依据实际场景,同其他的教学模式,如一分钟教学、SNAPPS 模式等结合起来运用。由学员主动提出确定的学习问题,不仅能让学习变得更加高效,而且也是一种更加积极的教学方式。

总之,以学生为中心的教学能够帮助学员整理思路,减少教与学之间的不平衡,且带教老师的反馈具有针对性,它能够提高教学效率。

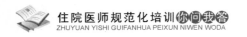
参考文献

[1]LAIDLEY TL, BRADDOCK CH 3rd, FIHN SD. Did I answer your question? Attending physicians 'recognition of residents' perceived learning needs in ambulatory settings[J]. J Gen Intern Med. 2000,15(1):46-50

[2]PINSKY L. "My question is..." Learner-centered precepting[J]. Med Educ. 2003,37(5):486-487.

（王筝扬）

24. 什么是 SNAPPS 模式？

前一个问题专题讨论了以学生为中心的教学，核心是让学员自己先提出感兴趣的学习问题。SNAPPS 模式就是其中一种教学模式，是由凯斯西楚大学提出的。在有一定专业基础的学员中，可以采用这种 SNAPPS 模式来开展教学。

（一）SNAPPS 模式的教学步骤

SNAPPS 是六个教学步骤英文首字母的组合，分别指：

（1）Summarize（总结）：学员首先花 3～5 分钟总结病例的病史与检查信息；

（2）Narrow differential diagnosis（提炼鉴别诊断）：从病史信息中提炼出 2～3 个最相关的鉴别诊断；

（3）Analyze differential diagnosis（比较分析鉴别诊断）：将以上的鉴别诊断中具体病例信息展开相互对比、分析并排序；

（4）Probe（提问）：基于分析的过程，就感兴趣、不明白或难点部分向临床教师提问；

（5）Plan（制订诊疗计划）：汇报下一步的诊疗计划；

（6）Select learning issue（选择相关学习问题）：基于病例提出需要进一步自我学习的主题。

（二）SNAPPS 模式实施中的注意点[1]

1. 学员扮演主动角色：学员在老师的监督下，首先通过这样的方式收集并组织病史信息，然后主动应用临床思维来进行决策，并且发现自己需要学习的方向或感兴趣的问题。学员在这种过程中扮演更主动的角色。

2. 教师扮演促进者与评估者的角色：在教学过程中，临床教师负责全程监督,并在需要时回答问题,而不用专门设计教学点。对于临床教师来说,除了听取汇报与回答问题外,并不需要做什么,看似相对轻松;但是作为促进者与评估者,对学员的病情汇报与鉴别分析,不仅要在脑中对医疗决策正确与否作出判断,更要对学员的知识结构、临床思维与处置能力作出判断,必要时还须进行针对性反馈。

3.难点是需要接受"角色转变":在这种教学模式中临床教师的职责在于引导、监督与评价,他们的角色从原来的授课者向促进者与评估者转变,这是本教学方法的难点,因此,这种教学模式对初次接触的老师与学员来说,需要不断练习,尤其是在陈旧的被动灌输式教学理念还十分盛行的前提下,更需要认真对待。

参考文献

[1]ALGUIRE PC,et al. Teaching in your office[M]. 2nd ed. Philadelphia:The American College of Physicians Press,2010:50.

（王筝扬）

25.如何进行 PBL 教学?

（一）PBL 简介

以问题为导向的学习(problem-based learning,PBL)是一种教学方法,也称作问题式学习。PBL 的教学是基于成年人学习的原理提出的。学生通过小组式讨论分析病例的方式,利用自己已有的知识来作出判断,并且针对未知与不确定部分提出问题;然后基于这些问题,利用各种检索方法与资源开展分工研究,最后协作解决问题,并在这一过程中学习。PBL 是一种主动学习方法,符合大部分成年人的学习习惯。其重点是利用以往经验来解决新问题,在建构与完善知识体系的同时,掌握终身学习的方法。在此过程中,教师的角色发生了转变,成为导师或教练(tutor),不再是知识的主动供给者与灌输者,而是促进者与评估者。所以,病例分析、小组讨论、协作探究、主动学习、引导监督、评价反馈成为进行 PBL 教学的核心关键词。

（二）PBL 教学流程介绍（以浙江大学医学院的 PBL 课程为例）

1.PBL 前

导师备课。依据学习主题以及病例,进行集体备课。目的是理清在讨论室中,依据病例的发展,学生可能会提出并讨论的问题,以及如何引导学

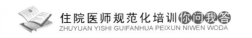
生讨论与主题相衔接的问题。在 PBL 过程中,导师通常很少发言,主要的任务是督导、观察与评估。但当讨论进展遇到困难或问题过度发散的情况下,导师需要通过向学员提问的方式进行引导。所以,导师进行详细备课有利于教学主题的达成。

2. PBL 过程中

一般一个主题分两个阶段进行,两个阶段通常相隔一周时间。具体安排如下:

(1)第一阶段,学习小组(约 8 人)接受新病例并开始讨论。组员中须选出主持人一名、记录员一名。整个讨论过程由主持人推进,记录员则负责按一定结构来记录大家讨论的内容。病例信息都是分层次设计并提供给学员,学员则须按信息提供的次序开展讨论,逐层深入。每一个讨论环节都有固定的时长,组员们需要通过头脑风暴,各自利用以往知识来协作解决一些已知问题,并提出一些新问题作为共同学习的主题。记录员负责按照"信息、总结、计划及学习主题(问题)"4 个方面来分别记录小组讨论的成果。在第一阶段结束前,主持人会将共同讨论所得的学习主题分配给组员,让其分头进行研究解决并撰写综述,用于第二阶段的讨论。导师要全程督导、观察,确保学员的讨论能够最终实现对教学主题(问题)的研究,并需要及时引导与提醒,避免讨论超时或者内容不着边际;另外,导师还需观察每个学员在讨论中的表现,以确保每个人都有发言表达看法的机会,并在课后做出评估,给予学员表现的反馈。

(2)第二阶段课程前,组员会按照学习主题,分别采用网络检索、文献学习或者请教专家等不同的方式开展研究工作,并且编写短篇的针对问题研究的综述,在第二阶段课前上交到导师处,便于导师的批阅与修改。期间,部分组员还要就学习主题作一篇读书报告,在第二阶段的课程中进行汇报。

(3)第二阶段 PBL 讨论中,主要内容是大家介绍各自对学习问题的研究结论,并开展探讨,以便能够深入地对学习主题实现全面的认识。这个过程中也可能再次出现新的学习问题,可以继续作为学习主题进行研究和探讨。

3. PBL 结束后

老师对每一个组员在课程中的表现撰写评语并填写表现评估问卷。同时开始准备下一次 PBL 课程的主题备课工作。

(王筝扬)

26. 如何引导学生的临床思维?

　　临床思维又称临床推理(clinical reasoning),是指临床医师按照程序,逐步收集患者病情信息,结合自身的知识储备,通过分析比对,做出合理的推断,进而形成医学判断和决策的过程。进行临床思维的过程本质上是人脑认知(cognition)的过程。因此,临床思维的获得需要拥有一定的知识储备,掌握合理规范的推理方式,并进行专业的重复思维训练。

　　(一)临床思维培训的认识误区

　　(1)在判断病情时临床教师未重视总结及表达思考过程。临床环境不仅是医学知识的教学场所,同时也是临床思维的教学场所,指导临床思维需要临床教师本身对医生的思维方式有所了解。因此,临床教师需要经常总结,然后通过一定程序向学员表达自己的思考,来引导学员的临床思维。期待学员通过学徒观察师傅的行为就能学会临床思维是不可能的。然而难点是,在大多数情况下,临床教师在判断病情时往往会忽略自己的潜意识思考的过程与内容。

　　(2)未充分认识到学员临床思维能力存在差异。不同年资学员的临床思维能力是有差异的,这种差异来源于不同层级的临床知识储备与逻辑分析能力。临床教师越能判断学员不同的能力背景,越能把抽象的诊断思维具体化,学员就越容易掌握这些思考方法。[1]

　　(二)引导学生临床思维的策略

　　(1)了解学员临床思维能力:临床教师可以通过不同的途径了解学员的临床思维能力,例如通过对学员收治新患者的过程进行直接观察(direct observation),然后通过问答方式与学员开展讨论来评估,但这种方法耗时较多,效率较低。也可以通过间接检查学员的病历记录,或者听取他们的病情汇报来加以判断,本法相对高效。[2]

　　(2)了解临床思维形成的特点:临床教师应认识到,专家的临床思维主要结合应用了人脑的非逻辑思维与逻辑思维两个方面。非逻辑思维倾向于快速的识别模式,主要关注对疾病特征的判断,这种方式高效但容易出错,需要长期思维训练的积累与转化;逻辑思维主要是一种基于假设的验证与推断过程,需要思辨,比较缓慢,通常在临床资料不足以及对原有判断重新审查或验证时采用,但准确性高。我们所说的针对住院医师的临床思维培训主要是指后者,因为前者可以在后者被熟练运用的情况下自动转化形成,而且前者的认知过程多基于对记忆的提取,相对简单。

（3）加强规范化训练：在临床教师监督下,引导学员接触各类临床病例,按照"针对性的病史采集,有重点的体格检查,有目的地运用诊断试验,有比对地开展逐级的鉴别诊断,运用权衡来做出治疗决策"的流程来训练。

（4）重视教学的反思与总结。临床教师最好能引导学员对诊治患者的每一个环节进行反思与总结,并且定期教授流行病学与危险因素的知识,强调病理生理知识与病情变化的连接来加深其理解,多运用循证医学的检索学习,才能使学员逐步获得临床思维能力。[3]

参考文献

[1] WIESE J. Teaching in the Hospital[M]. Philadelphia：The American College of Physicians Press,2010：63.

[2] WIESE J. Teaching in the Hospital[M]. Philadelphia：The American College of Physicians Press,2010：88-90.

[3] WIESE J. Teaching in the Hospital[M]. Philadelphia：The American College of Physicians Press,2010：54-55.

（王筝扬）

27. 什么是反思模式？

反思（reflection）原意是指有意识地对过去的事情再梳理、反省与思考,并从中总结经验教训。对临床教师而言,不仅仅是单纯地承担教学任务,更需要反省教学的过程,并努力去分析与改进。

（一）反思方式

美国教育家唐纳德·希恩提出专业人士的两种反思方式：行动中反思（实时反思）与行动后反思。[1]

（1）行动中反思：常常是专家潜意识中自发的过程,会进行自动的甄别、判断并调整后续行动。例如医生在接诊患者的过程中,边问诊边依据观察到患者的反应来快速调整自己问诊的策略,或者掌控每个问题讨论的深度与时间,这都是有经验的医生在行动中反思的表现。

（2）行动后反思：通过回顾以往的过程,建立内心记忆与外部资源的联系的过程。通过这种反思,专业人士能应用基础知识和经验来改进今后的工作表现。例如通过询问帮助学员在接诊患者后进行自我分析如"哪里做得好,哪里做得不好,该如何改进"等。行动后反思是经验学习的重点。

（二）反思能力的培养

反思能力也是专业人士"学习生命"的一部分。临床教师要有意识地帮助学员对经历过的各种临床事件进行反思，提炼认知要点，泛化概念，提出改进意见，使他们在实践中学习与积累。对于住院医师规范化培训学员来说，要注重培养好善于自我反思的习惯。对于一个初学者，可以从行动后反思开始培养，通过老师的示范与引导，逐步掌握，最后形成像专家那样的较为自主的行动中反思能力。

参考文献

[1]SCHÖN DA. The Reflective Practitioner：How Professionals Think in Action [M]. New York：Basic Book，1983.

（王筝扬）

28. 什么是门诊教学？

门诊教学就是在门诊环境下由临床教师与培训学员开展的临床教学活动。

（一）门诊教学的意义

由于门诊的病种分布、工作机制与住院部都有所不同，因此住院医师可以通过门诊教学，了解门诊常见疾病的处理，进行慢病管理、疾病筛查，以及学会如何开展医患沟通，并学习应对患者咨询（Counseling）和一些社会心理问题的技巧。在这个教学过程中，通常能使住院医师有相对单独的机会与临床教师进行较为深入的交流，有助于住院医师基于病例进行反思与提高；同时，临床教师也可以有针对性地对住院医师的临床胜任力表现进行评价与反馈。[1]

（二）门诊教学的常用方法

门诊见习与门诊实践。（1）门诊见习是指临床教师接诊时，住院医师在旁观摩，遇到典型病例的诊治，接诊间隙可进行反思性讨论，帮助住院医师思考与学习。（2）门诊实践是指住院医师在临床教师监督下接诊和处置患者病情，住院医师通过亲自参与门诊工作，当遇到问题时得到临床教师的指导，在实际工作过程中提高胜任力，临床教师也能评价住院医师的表现。

（三）"垂直门诊教学"介绍

这是门诊实践的一种典型方式，是浙江大学医学院附属邵逸夫医院全

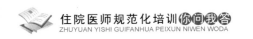
科医学住院医师规范化培训基地的教学成果,这种门诊带教模式大致分为4个步骤:

(1)住院医师在就诊诊室单独接诊患者,进行病史询问及体格检查。

(2)患者在就诊室等待,住院医师到临床教师的带教诊室汇报患者病史及体格检查结果,并给出自己的诊断及处理意见。此过程中临床教师通过听取汇报内容,并通过提问来评估住院医师的临床思维、沟通与决策能力等,并指出住院医师忽略的问题及不足之处,帮助其开展鉴别诊断,并指导正确的处理方案与改进方向。

(3)临床教师和住院医师一起回到患者就诊诊室,由临床教师再次诊治患者,示范正确的诊治流程。就诊结束时根据病情和患者需求约定随访的时间,以保证住院医师进行连续性医疗服务。

(4)临床教师和住院医师回到带教诊室,一起讨论接诊过病例的某些细节,临床教师进行总结。[2]

(四)门诊教学的注意点

(1)门诊教学的频率:门诊教学在整个住院医师培训过程中需要保持相对固定的频率,而不是集中式的轮转,这就如同临床医师的门诊工作那样。这样可以保证住院医师对一些慢性病患者实现门诊管理,并练习建立互动的医患关系,这些都是病房轮转学习无法替代的。

(2)对临床教师的要求:在门诊教学中,教师要为住院医师做好入门培训,负责介绍环境、规章制度、保险政策;为住院医师提供学习机会,传授门诊基本知识与技能,客观评估住院医师的表现,能提出反馈与改进建议,同时还要为他们展示职业精神和医学人文的正向观念。

参考文献

[1]ALGUIRE PC,et al. Teaching in your office[M]. 2nd ed. Philadelphia:The American College of Physicians Press,2010:1-2.

[2]戴红蕾,陈丽英,方力争,等. 全科住院医师规范化培训垂直分层门诊教学模式[J]. 中华全科医师杂志,2014,13(3):57-58.

(王筝扬)

29. 如何提高住院医师的职业素养?

临床教师首先需要了解什么是医师的职业素养(又称专业精神——professionalism),才能正确思考如何提高住院医师的职业素养这个问题。

（一）什么是医生的职业素养内涵

以往，医生的职业素养通常被定义为"好医生"的德行与举止；现代社会，医生职业素养被定义为社会与医疗行业间的"契约"，这份契约意味着双方均有义务维持和谐的医患关系，而联系的纽带是"信任"。职业素养还可以定义为是区分一个人是将医生作为一种"工作"还是一种"职业"的关键，这也十分有意义。综合来看，医生的职业素养应包括以下几项。

1. 只基于职业本身的价值考虑问题

不受社会环境、服务对象以及自身因素等影响，而保持输出稳定的工作能力与表现。例如，医生不会因为患者的性别、人种、性取向、经济社会背景，或个人好恶与一己私利等因素，对类似的疾病采取不同效力的诊治方式。

2. 遵守流程和行业规范

专业的医生发挥专业的水准，必须遵循专业共同体的要求，不以简单的个人好恶与认知随便发挥；需要依据专业要求，结合患者的利益来行医。例如，专业医生在诊断疾病时基本遵循疾病的临床特征来排查，防止遗漏危重病对患者的损害，也使得自己的临床思维与决策更缜密而高效。

3. 追求卓越的精神

在一定专业水准与资源条件的基础上，愿意主动、尽可能寻找更好的解决方案，而不是敷衍了事，这就是所谓的追求卓越的精神。例如，择期手术时，外科医生会在制定手术方案前反复考虑每一步的细节，力争以最小的身体创伤为代价，解决患者的疾病。内科医生在进行疾病诊断与治疗时，也是根据实际情况，考虑患者利益最大化的前提下，选择代价最小、获益最优的诊治方式。

4. 始终对自我的专业水平的提升精益求精

能主动通过不断的自我学习与反思，提高认知与学识水平，成为掌握系统知识的专家。这是医生的一种个人能力素养，是追求卓越精神的另一种表现，是医生行业应对社会契约的职业责任，也是区别"工作"还是"职业"的划分。

5. 有意识地培养医生的利他主义情怀

利他主义精神、正直与责任感，展现对患者的同情心与同理心，自觉提供"以患者为中心"的医疗服务。在现代消费主义的背景下，利他主义更多地体现在"以患者为中心"的服务中，尊重患者的利益、需求与决策参与权。克服医生的权威情结、淡化个人与医院的经济利益，从患者角度考虑问题，帮助患者以及他们的家庭渡过难关。美国医学教育家杰克·英德评论道：

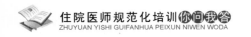
"职业素养意味着在存在更取巧方式的诱惑下,你仍需要克服饥饿、焦虑、疲劳或下班回家的欲望,多花时间和精力做正确的事。"[1]另外,利他主义也要求医生具有团队协作的精神。

6.保持与自身职业身份相符的角色意识

医生需要从言谈、举止及穿着上都时刻保持与自身职业身份相符、与社会公众期待相符合的角色意识。良好的职业形象也是职业素养的一部分。在现代社会里,高度分工合作,每一个成员都有其代表职业的谈吐方式与着装要求,这就是角色意识。说的、做的甚至穿的都要像一个医生,这本质上是获取患者人群信任的有效途径。很难想象言行不修边幅的医生能获得同事与患者的一致信任。

(二)如何提高住院医师的职业素养

1.学习

引用苏珊娜·勃兰登堡医生的一段话,她在回忆自己学习过程时提到:"职业精神可以讲授吗?作为教师我会尽力,但是我不肯定它能讲授。然而,作为一名医生,同时永远是一名学生,我很确定它是可以被学习的。"这种学习更多地来源于榜样的示范作用。所以临床教师需要自己首先树立起良好的职业形象。

2.循序渐进

从新手转变成专业医生是一个分阶段循序渐进的过程,该过程也可以基于以上标准被客观地观察与描述。转变过程中,学员需要与患者进行投入情感的交流,需要独立反思或与他人讨论这些交流过程,还需要观察与模仿榜样的言行。[2]

3.外在条件

如果没有充足的培养时间、健康的学习环境与榜样的示范,个人职业素养的培养可能将难以实现。

参考文献

[1] ENDE J. Theory and Practice of Teaching Medicine[M]. Philadelphia:The American College of Physicians Press,2010:7.

[2] HUMPHREY HJ. Mentorship in Academic Medicine[M]. Philadelphia:The American College of Physicians Press,2010:11.

（王筝扬）

30.临床工作中指导住院医师的医患沟通策略有哪些?

在临床轮转期间,住院医师除了学习医学知识、照护患者的技能,掌握医患的沟通技巧也十分重要。充分的医患沟通可以使得医疗诊治决策得以顺利落实,也可以减轻患者情绪上的焦虑与紧张,利于身心康复;充分的医患交流也是践行"以患者为中心"的医疗服务理念,是减少医患社会矛盾的关键。提高住院医师的医患沟通技巧,重点是要通过亲身示范给予他们沟通策略上的指导,以及提供他们与患者交流的机会,并通过床边带教的方法来开展反思与学习。以下结合一些个人经验,来提出一些容易掌握的沟通策略:

(一)要明确目的

沟通前要让住院医师明确本次沟通的目的,是收集信息、说服患者、建立关系、解决问题、参与决策或是表达感情;因为每次的沟通的目的不同,则采用不同的方式与患者交流。[1] 例如采集病史的交流更多是引导患者提供诊断的信息,而让患者参与决策的沟通更多是向患者介绍诊断的结果与理由;又例如,为建立互信关系的沟通,关键是医患彼此之间有一定程度信息交换。

(二)要学会换位思考

尝试站在患者一方的需求与利益来考虑问题与决策,不要过度在乎谁对谁错,应在乎解决实际问题的效率;通常,医生从医学原理上精心设计的方案并未被患者所接受,可能是因为忽略了患者的自身某些非医学的需求,如经济、社会关系或心理因素等。要认识到,没有患者认可的治疗方案,技术上再合理,也是不完美的;而患者或家属在充分知情条件下选择的方案,即便技术价值不高,也是合理的选择。

(三)要学会聆听

学会聆听患者的表述,引导患者说出真实需求;现代医学鼻祖威廉·奥斯勒爵士曾说过:"认真听患者的述说,他正在告诉你诊断。"的确,聆听患者不仅能得到医师诊断所需的有用信息,而且能够感受患者真正的需求(源于生理的痛苦、精神的困境还是社会的压力)。

(四)要基于患者的认知水平进行表达

首先评估患者认知能力与知识水平,基于患者的认知水平来表达看法与要求,使用患者能理解的表述,并注意表达的次序与策略;避免使用术语,采用常识进行比喻式的交流,用患者熟悉的背景知识来介绍病情,均能提高沟通效率,并获取患者信任。

(五)要有自信及同情心

保持并展现自信、真诚、支持等正向的情绪,展现同情心。认同患者的不安焦虑情绪,给予语言或行动上的安慰,同时自信而专业的谈吐及有针对性地解答患者疑问,可最大限度获得患者信任。

(六)要注意沟通环境

营造正式、安全、安静、保护隐私的交谈环境,没有患者愿意在嘈杂且没有隐私的环境下坦露心迹。

(七)要提高自身的修养

医疗工作之余多阅读相关书籍,了解各类信息;尝试从整个生活的维度来看待医学事业,提高自身全方位的认知水平;经常反思,做一个博学睿智的人。丰富的人生阅历是洞察情绪、理解患者、做好沟通、解决问题的宝贵财富。

参考文献

[1] LLOYD M. 医学沟通技能[M]. 钟照华,译. 北京:北京大学医学出版社,2013.

(王筝扬)

31. 如何有效开展医患沟通教学?

医患沟通是指医患之间通过语言与非语言的交流方式分享信息、含义和感受的过程。医患沟通不仅直接影响诊治方案的正确性、可行性,而且在患者健康生活方式的建立,患者对医疗的依从性、满意度和医疗纠纷的预防等诸多方面也发挥着重要作用。如何提高医患沟通培训的有效性是当前住院医师规范化培训中面临的一个重要课题。

住院医师规范化培训中虽然也强调医患沟通能力培养的重要性,但由于缺乏科学、规范的培训体系及考核标准,住院医师医患沟通能力的培养并没有达到预期效果。为了改变以往住院医师规范化培训医患沟通培训中的一些弊端(如:在教学内容上只给学员讲医患沟通是什么、有什么好处,在教学方法上只让学员听,不让学员做),为切实提高医患沟通培训的有效性,建议采用五星教学法,在此做一简介。

(一)五星教学法是新教学理论

五星教学法是当代国际著名教育技术理论家和教育心理学家,现就职于美国 Brigham Young 大学夏威夷分校的梅瑞尔（M. David Merrill）教授近年来一直倡导的新教学理论，用以改进在线教学、多媒体教学或者 E-learning中只重视信息呈现、忽略有效教学特征的弊端。[1]

（二）五星教学法的核心主张

在"聚焦解决问题"的教学宗旨下，教学应该由不断重复的四阶段循环圈——"激活原有知识"、"展示论证新知"、"尝试应用练习"和"融会贯通掌握"等构成。

（三）五星教学法的实质

具体的教学任务（教事实、概念、程序或原理等）应被置于循序渐进的实际问题解决情境中来完成，即先向学习者呈现问题，然后针对各项具体任务展开教学，接着再展示如何将学到的具体知识运用到解决问题或完成整体任务中去。

（四）五星教学法的要素

（1）聚焦问题：学习内容与学习者的工作学习息息相关时，学习者才会真正积极参与学习。

（2）激活旧知：教学中努力激活先前的相关知识和经验。

（3）引入新知：从认知不和谐再到认知和谐，只有经过独立思考才会接受。

（4）论证新知：学习者尝试应用或练习他们刚刚理解的知识或技能。

（5）融会贯通：促进学习者把新的知识和技能应用到学习生活中。[2]

（五）五星教学法在医患沟通培训中的应用

（1）聚焦问题——医患沟通中常见问题；
（2）激活旧知——常见医患沟通问题解决方案；
（3）引入新知——医患沟通技能最佳实践萃取；
（4）论证新知——有用的医患沟通技能；
（5）融会贯通——刻意练习医患沟通技能。

参考文献

[1] Merrill, M. D. First principles of instruction. Educational Technology Research and Development [J]. 2002,50(3):43-59.

[2] Merrill, M. D.. Finding e3 (effective, efficient and engaging) Instruction. Educational Technology [J]. 2009,49(3):15-26.

（沈　健）

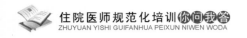

32. 如何开展工作坊教学？

工作坊是一种融教学、实践、研究为一体的新型教学模式。工作坊一般是在导师的指导下，以体验式、互动式、启发式、游戏式的方式进行学习。工作坊具有互动性、非正式性、时间限制性和独立性的特点。一个完整的工作坊教学包括教学计划、教学准备、教学实施三个阶段，工作坊完成后，应立即进行随访及后续改进。

（一）教学计划

首先要明确六个方面的问题：

1. 主题

工作坊的设计思路要围绕主题，在教学讨论过程中也要避免参与者偏离主题。

2. 对象

了解参与者是谁，他们的工作领域和知识背景是什么，参与者之间的关系如何，参与者参加工作坊的目的是什么。上述问题对如何成功开展工作坊有着至关重要的作用。

3. 参加人数

工作坊的人数直接关系到如何分组以及工作坊的效果。工作坊理想的人数是8～12名，可以不分组或分成2～3个组；如果人数大于15名，最好分组；如果人数小于7～8名，建议不分组。

4. 时间

根据时间的长短可以分为长工作坊（大于3小时）、中工作坊（90分钟～3小时）和短工作坊（45～90分钟）。不同时间的工作坊适用于不同内容和不同程度的教学。

5. 目标

开展工作坊的目标有传授方法、技能、新知识、新概念或是促进团队合作等。

6. 课件准备

课件准备需要考虑围绕主题，尽量纳入参与者，安排参与者反馈与反思时间等。备课一定要充分，以便最大限度地回答参与者的提问。另外，课前彩排对于开展一个成功的工作坊至关重要。

（二）教学准备

准备的项目包括：(1)场地；(2)物品；(3)设备；(4)内容；(5)制定评价

表；(6)心理准备。

（三）教学实施

包括三部分：

（1）开场白：该部分要自我介绍和参与者介绍；设定工作坊的基调，提高参与者的兴趣与积极性；介绍工作坊的计划安排。

（2）实施重点：重点注意事项主要包括合理掌控时间、内容紧扣主题、形式方法多样化、增加趣味性、保持教学热情，鼓励参与者结合自己的实际情况积极参与，给予足够的时间反思和讨论。

（3）结尾：导师总结和参与者反思两者不可或缺，导师要及时了解参与者的反馈，并收集评价表。

（四）随访与改进

工作坊结束以后，还有部分工作需要跟进：（1）答应给参与者的资料应在工作坊结束后立即分发；（2）及时梳理参与者反馈表，并根据反馈意见及时改进，以便优化工作坊教学安排，使下一次工作坊教学效果更好。

（陈韶华）

 33. 什么是医学模拟教学？

医学模拟教学，就是利用各种模拟手段，再现临床医学场景，为学习者提供一个无风险的学习临床知识和技能的条件与环境。其主要目标是改变学习者的行为，包括培养有反思意识的从业人员，并要求参与者 debriefing（反馈，注：目前还没有非常准确的中文翻译，直接使用英文原形，以保留其专业特色）。通过医学模拟教学，有助于医学培训的有效性，提高医疗从业人员的医学知识水平和技能，减少教学过程中使用真实患者的潜在伤害，达到提升救治患者能力的最终目的。

（一）医学模拟教学的常用方法和技术

医学模拟教学的常用方法和技术包括标准化病人、计算机和网络模拟器、模拟人、虚拟现实（virtual reality，VR）、触觉模拟器和虚拟环境等。

1. 标准化病人（standardized patients，SP）是指经过标准化、系统化培训后，能稳定、逼真地模拟临床患者症状的健康人，同时能充当医学生的评估者和指导教师。

2. 计算机和网络模拟器也称为屏幕交互式模拟器，将模拟内容载入计算机，以动态图和文字补充的形式在屏幕上呈现信息，如临床思维训练系统、高级心脏生命支持模拟器等。

3.模拟人包括局部功能训练模型、高级模拟人。局部功能训练模型如腰穿模型、胸穿模型主要用于某项临床技能的训练。高级模拟人将计算机和模拟人结合起来，通过计算机无线操控模拟人，让学员处于浸入式的仿真环境，达到教学目标。

4.虚拟现实、触觉模拟器和虚拟环境是应用于计算机模拟环境的术语，可以在现实世界和想象世界中复制出物体的实体，如尸体解剖模拟器、腹腔镜手术模拟器、内镜检查等。

（二）医学模拟教学的应用

医学模拟教学作为一种效果卓越的培养医师的方法，广泛应用于教学、评估、保障医疗安全、提升医疗质量并作为研究工具和医疗干预措施等诸多方面。目前得到国内越来越多的专家认可和推崇。医学模拟教学已应用到医学各学科，从国际成熟经验来看，急诊、麻醉、产科及儿科等临床专业尤其适合应用模拟教学方法。

以计算机技术为标志的各种现代技术，为医学模拟教学的高速发展带来了大好机遇，它必将在医学教学方法上发挥越来越重要的作用，也必将促进医学教育进入现代医学模拟教学的新时代。

（王海宏）

34.如何有效地利用临床技能中心开展模拟教学？

临床医疗活动的终极目标是提升医疗品质和保障患者安全，医学模拟教学是保证患者安全相当必要并且有效的方法和领域。要具备良好的临床技能，唯一途径就是加强练习。如今，模拟教学已经成为医学教育的重要组成部分，在临床医务人员知识技能、职业行为、医疗核心能力培养上扮演着重要角色。栩栩如生的模型及虚拟仿真设备，代替现实中真实患者进行临床教学与培训，具有可重复、训练相对真实、内容规范和成本低等特点，能给学习者和患者提供一个安全的教育环境，实现了每一个学员学习机会均等的目标，不同水平的受训者，都能通过培训提升综合处理能力、应急处理能力、医患沟通能力、团队协作能力、临床思维能力、创新能力等。有效地利用临床技能中心开展模拟教学对提高住院医师规范化培训的质量意义重大。

（一）教学模型、设施配置与培训课程设置

教学模型与设施的种类和数量以及培训课程设置，应能满足学员基本操作技能的培训及考核需求，至少能覆盖医师资格考试（实践技能考试）和省级住院医师规范化培训结业考核（临床技能考核）要求。在完成基本培训考核要求基础上做好需求调研，不断开发并完善课程，以满足多学科、多种人才培养需求；满足各类学员临床思维、沟通交流、团队合作、领导力、决策力、职业精神等临床综合能力培养需要。并且，根据培养目标不同，能开展多种形式的模拟教学（基本操作模型、高仿真模拟人、虚拟仿真设备、标准化患者、计算机模拟等）。

（二）模拟教学师资队伍建设

稳定高效的师资团队是模拟教学的灵魂。成功的模拟教学导师应具有广博的知识，丰富的临床经验，先进的模拟教育理念，充沛的教学激情，能吸引积极的学习者，能设计模拟教案，并针对不同级别的学习者制定适当的难度等级，给予明确定义的任务、可靠的评量和有效的反馈。开展模拟教学相关的师资培训，为教师提供各种培训、学习和交流等机会，促进教师在模拟教学领域的发展；形成教师梯队，有教师的激励机制；通过组织集体备课、模拟教学沙龙等，促进模拟课程的设计、实施、评价和改进。

（三）模拟教学培训与考核的安排

住院医师规范化培训的模拟教学培训应结合住院医师的年资科学合理地安排岗前培训、入科培训、各轮转科室专科培训、考前培训等，结合日常考核、出科考核、年度考核、医师资格考试、住院医师结业考核，从基本急救技能、基本公共技能、专科基本技能、专科高级技能、临床思维到临床综合能力培训，充分体现分层分级螺旋上升的原则。技能中心可通过预约制科学合理地统筹安排各个项目、中心内各区域的模拟教学，中心内各区域的布局应合理灵活，能满足多种规模和类型的培训和考核。

（张　娴）

 35. 如何评估教学效果？

住院医师规范化培训制度的建立，旨在培养合格的一线临床医师，实现我国卫生人才队伍的整体质量提升，因此建立一套科学规范的住院医师规范化培训质量控制体系显得尤为重要而紧迫。针对住培学员的考核和评价是评估教学效果好坏的重要依据，是衡量培养成效的核心环节。它主要包括培训过程评估和培训质量评估两个方面。目前教学质量的评估注重采用全方位、立体式的 360 度科学系统考核评价体系。

学员培训质量评估是通过住院医师规范化培训考核来实现的。考核结果不仅是对培训质量的有效检验,也是培训基地总结经验、发现问题、指导培训的重要依据。考核形式分为过程考核和结业考核。过程考核包括日常考核、出科考核和年度考核;结业考核分为结业理论考核和实践技能考核两部分。不同阶段考核都有相应的考核要求与标准。

培训过程考核由培训基地和各地毕业后继续教育委员会组织开展,主要是对培训过程不断地进行监督、检查和反馈。因此,每隔一定时间或某一个培训环节结束以后,培训管理人员应及时了解培训的进展情况以及住院医师对于整个培训项目的感受和评价,根据住院医师的意见和建议,对后续培训项目进行适当修正。过程考核可采取笔试、面试、多站式技能操作等多种考核方式相结合来进行,全面考核住院医师的工作量完成情况、职业道德、医学人文、医学理论知识和临床综合能力。其评价标准应该包括五个维度:

（1）工作量评价:包括医疗、教学和科研各方面的工作量登记统计评价。

（2）观察评价:由带教老师及其他上级医师、其他住院医师、科室主任和护士长等人员对受训住院医师日常培训表现进行评价。

（3）自我评价:由住院医师进行自我反思和总结。

（4）师资评价:带教老师或科主任对受训学员的评价。

（5）医学理论和实践技能考核。

六大核心能力的提出是住院医师规范化培训从"注重过程"到"注重能力培训"的重大转变,包括医学知识、专业素养、临床能力、人际交流能力、在实践中学习与提高的能力和以系统为基础的临床实践能力,对住院医师规范化培训要求的同质化培养有重要意义。这六大核心能力的具体细化就体现在里程碑（milestone）上,也就是每个专业在每一个不同阶段都要求达到一定的标准水平。六大核心能力与里程碑就穿插在整个住院医师规范化培训的日常考核过程中。

结业考核是由国家制定结业考核要求,受训学员在完成三年的住院医师规范化培训后由省级卫生行政部门或其指定的有关行业组织、单位组织实施,考核合格才能取得住院医师规范化培训合格证书。考核内容包括理论统考和实践技能考核两方面（详见管理篇第 22 问）。结业考核对于促进培训结果同质化具有十分重要的意义,它是评估住培教学效果的重要依据,也是检验住院医师规范化培训基地培训质量的重要指标。

（陈青江　耿晓北）

36. 什么是形成性评价？

形成性评价（formative assessment）是指在教学过程中为了解学生的学习情况，及时发现教与学的问题而进行的评价。

（一）形成性评价的原理

（1）帮助学生对学习进行调控和修正。通过形成性评价，教师可以随时了解学生在学习上的进展情况，以获得教学过程中的反馈，帮助学生有效调控与修正自己的学习过程。例如：基于临床胜任力为核心的培训，就需要不断收集学员表现的数据，采用分阶段的形成性评价与反馈，来督促学员不断向胜任力培养目标发展。

（2）为教师教学策略提供帮助。形成性评价使学生"从被动接受评价转变成为评价的主体和积极参与者"，也为教师随时调整教学计划、改进教学方法提供参考。

（二）形成性评价在住院医师规范化培训中的运用

（1）形成性评价着眼于学员未来的学习能力，促进反思以及塑造行为与价值观。在基于临床胜任力评估方法中，很多都属于形成性评价，例如 360 度评估、mini-CEX 评估、工作量回顾以及中期评价，等等。住院医师规范化培训管理人员与临床教师通常应用这些评价方法，来帮助学员发现在患者照护中的表现与培训目标间的差距（包括医学知识、临床能力、学习动力等），并提供反馈与指导，以促进学员不断地改进。

（2）另外，培训项目也可以通过收集学员整体表现以及他们提供的反馈信息，来开展针对培训质量的改进与师资的评估。只有运用形成性评价的引导，期望受训学员与培训项目都能不断接近培训项目预先设定的目标，然后再采用针对性的总结性评价进行最后"一锤定音"的评估与考核，才能保证住院医师培训质量达到预期的效果。

总体而言，形成性评价的目的在于"教育与改进"，它与终结性评价重视"评判"的价值不同，它不对学生或培训教学过程做出评分、评级或提出"盖棺定论"的观点。

（王筝扬）

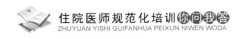

37. 什么是终结性评价?

终结性评价(summative assessment)又称总结性评价、事后评价,一般是在教学活动告一段落后,为了解教学活动的最终效果或受训学生是否达到培训目标而开展的"评判式"的评估。

(一)终结性评价的原理

终结性评价重视的是结果,借以对被评价者做出最终的鉴定或评分,区分出等级,并对整个教学活动是否达到效果做出评定。但在传统医学教育理念中,常将终结性评价(如院校毕业考试)单一地作为学生能力的评判标准,则存在明显不足:

(1)这类"抽样式"考试内容无法覆盖学习知识点的全貌,必然导致考核的信度与效度受到质疑。

(2)终结性评价本质上还属于横断面调查(cross-sectional survey),只能反映学生在特定时间点上具备的素质,既不能体现学生到达某层次水平的过程,也不能体现未来发展的趋势。很多学生通过临时的短期冲击式学习与记忆也能获得较好的表现,但这并不能反映他们的实际水平。

(3)终结性评价很少能通过提供反馈信息来促进学生能力的改变。

(二)终结性评价在住院医师规范化培训管理中的运用

例如:住院医师规范化培训轮转完成后进行的结业考试、考核都属于终结性评价,其目的是检验学员是否最终达到了培养目标的要求。再例如:在临床胜任力培训中孤立采用终结性评价是不全面的,应该首先在形成性评价基本达标的基础上,再采用这样的评估方式予以最后认定。美国住院医师培训中,培训项目采用多源的形成性评价来促进学员的综合素质不断地向胜任力培训目标方向演进,在通过了临床胜任力会议(clinical competency conference)的评估,达到培训目标要求后,绝大多数人最后一步才是参与美国医学专科认证委员会的认证考试(终结性评价)成为专科医师。与此同时,认证考试的通过率本身对很多培训项目来说,也是一项十分重要的终结性评价。

(王筝扬)

38. 如何对住院医师进行 360 度评估？

360 度评估是指由多类人员对某一个体的表现做出评价的方法。对住院医师进行 360 度评估的主要目的在于全面了解住院医师在接受规范化培训时的表现及能力，并对偏移培养目标的个体进行及时干预。

目前，常见的住院医师 360 度评估有三类评估主体：第一类是上级医师，即带教老师；第二类是同行，即轮转科室内的护士长、同期轮转的住院医师及实习或见习医师；第三类是患者，即接受住院医师医疗行为的群体。

（一）住院医师 360 度评估的有效性因素

住院医师 360 度评估的有效性取决于多个因素，Dorcini J J 等[1]将因素归纳为四点：

（1）360 度评估的组织必须是有序且有效的；

（2）进行评估的主体来源必须是可信的；

（3）360 度评估的量表内容需要按照一定的结构进行合理设计；

（4）评估结果需要有效反馈，且反馈形式要结合统计数据及文字评论。

（二）对住院医师进行 360 度评估的实施建议

1. 顶层设计，制定 360 度评估体系及制度

建议依托培训质量评估组一类的管理小组，定期讨论评估相关事宜，制定适合本培训基地实际情况的 360 度评估体系及制度。

2. 规范流程，建立 360 度评估运行架构

组成由培训基地教学管理部门牵头、以专业基地主导的自上而下的住院医师 360 度评估运行架构，保证 360 度评估的顺利开展。

3. 借他山之石，形成 360 度评估标准

可参考国内外已有的针对住院医师开展的 360 度评估内容，兼顾问卷的信效度与时间效益，形成针对本培训基地培训目标的 360 度评估标准。

4. 积极反馈，形成良好评估氛围

住院医师 360 度评估的结果建议至少每季度或每半年反馈一次，使住院医师了解自己在接受规范化培训时存在的不足，并在后期培训中及时纠正以进一步提高医疗水平与素质。

5. 全面优化，从教学扩展到管理

培训基地可以结合住院医师满意度评估结果，即住院医师对临床教师、轮转科室及专业基地等的满意度结果，对所在基地的教学管理科室和人员

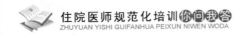
进行能力评估,以达到全面优化本基地住院医师培训质量的目的。

参考文献

[1] DORCINI J J. Peer assessment of competence[J]. Med Educ,2003,37(6):539-543.

（陈蓬来　蒋国平）

 39. 什么是 DOPS?

　　临床操作技能评估(direct observation of procedural skills,DOPS)是一种新型的操作考核方法,主要用于评估住院医师的临床操作技能,最早为英国皇家内科医师学会(Royal College of Physicians,RCP)设计而成[1],现已在多个国家的各临床领域推广使用。DOPS 评估量表不同于传统的临床操作技能考核评分表,其主要由四部分组成:

　　①基本信息:包括住院医师、临床教师、患者的信息和所评估的操作技能;

　　②评分项目:共 11 条;

　　③反馈意见:主要记录住院医师操作过程中的优缺点及临床教师对其提出的改进建议;

　　④双方满意度:反映住院医师和考核教师对于评估过程的满意程度。与传统的临床操作技能考核相比,DOPS 的 11 个评分项目中涵盖了医学知识、临床技能、医患沟通、职业素养四大临床能力的评估,能够全方位评估美国毕业后医学教育认证委员会(The Accreditation Council for Graduate Medical Education,ACGME)提出的住院医师六大核心能力。

　　DOPS 侧重于住院医师临床操作技能的评估,在评估过程中可通过反馈进行教学,与 mini-CEX 同属于形成性评价,应用 DOPS 的目的在于了解住院医师进行临床操作时存在的问题与不足,通过实施反馈进一步提升住院医师的能力。[2]DOPS 作为一种形成性评价,强调实际表现,着重评价较高层次思考与解决问题的技巧,促进受评者自我决定与负责、兼顾评价的结果与过程,国内在住院医师和实习医生培养已经开始尝试。也有研究证明DOPS 是一个信度、效度可靠的评价工具。而且,在评价过程中,也是临床教师自己再学习和提高的过程,反馈中反思自身是否准确掌握 11 项评价要求,重新思考和修正自己在临床工作中的缺失,从而促进教学相长。DOPS可以用于住院医师规范化培训学员日常评估考核,针对每一种临床操作技术,学员接受不同的临床教师的评估及反馈,以此来明确学员的操作能力。

(一)考核内容

1.对该临床技能的适应证、相关解剖结构的了解及操作步骤的熟练程度

2.详细告知患者并取得同意书

3.执行临床操作技能前的准备工作

4.作适当的止痛或安全的镇定

5.临床技能的实际操作能力

6.无菌技术

7.能够视需要寻求帮助

8.临床操作技能后的相关处置

9.与患者沟通的技巧

10.是否顾及患者感受并具有职业素养

11.临床操作技能的整体表现

(二)评分指数

临床教师根据学员实际水平对每个考核项目给予评分:未达到预期1～2分;接近预期3～4分;达到预期5～6分;好于预期7～8分。

(三)结果反馈

每次操作考核15～20分钟,学员操作结束,教师给予5～10分钟的反馈,指出操作好的方面,并指出不足之处,而后在反馈栏中具体描述。教师和学员互相就此次考核填写总体满意度。

(四)保障措施

对临床教师集中进行考核前集中培训,明确考核方式、评分标准,纠正教师间的评分偏差,尽量保证评分的客观性与可比性。

(五)适合项目

比较适合这种考核的技能项目包括:心电图操作、各类穿刺、插管、伤口换药、清创缝合、手术消毒铺巾、开关腹、小型手术及各类专科操作等。

参考文献

[1]LINEDECKER SJ, BARNER J, RIDINGS-MYRA J, et al. Development of a direct observation of procedural skills rubric for fourth-year pharmacy students in ambulatory care rotations[J]. Am J Health Syst Pharm. 2017,74(5 Supplement 1):S17-S23.

[2]黄虑,李剑,方吕,等.操作技能直接观察评估考核在住院医师规范化培训中的

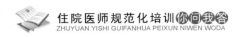
应用[J].中国高等医学教育,2013,5:71-72.

（陈　艳）

40. 什么是 mini-CEX?

　　迷你临床演练评估（mini-clinical evaluation exercise,mini-CEX）是1995 年由美国内科学委员会（American Board of Internal Medicine,ABIM）推出用来评估住院医师临床技能的一套具有教学和评价功能的工具,是一种形成性评价。目前,在国内外已经得到了广泛的应用和普及。

　　mini-CEX 强调的是有重点地评价,可由一位指导老师、一位学员和一位共同诊治的患者,选择合适的时间和地点,在 15～20 分钟内进行重点诊疗行为,而指导教师（评价者）在直接观察学员与患者的互动后,给予评分,并做出 5～10 分钟的反馈。ACGME 提出:住院医师需要具备六大核心能力,分别是患者照顾（patient care）、医学知识（medical knowledge）、基于实践的学习和提高（practice-based learning and improvement）、职业素养（professionalism）、人际关系与沟通技巧（interpersonal and communication skills）和整体观念行医（system-based practice）。而 ABIM 则以这六大核心能力为依据,设定 mini-CEX 的考核指标,主要为七大项目:医疗面谈、体格检查、人文关怀、临床判断、临床咨询、组织效能、整体表现。每个项目采取 9 级评分法,1～3 表示不合格,4～6 表示合格,7～9 表示优秀。每次 mini-CEX 都有重点考核内容。

　　mini-CEX 是一种较为成熟的直接观察评价方法[1],具有如下优点:

　　（1）操作方便:考核结合在日常临床诊疗工作中,无须特别安排考试时间和地点,可广泛应用于病房、门诊、重症监护室、急诊室等各种真实的场景,并在日常工作中可以完成。

　　（2）直接观察,考教结合:它模糊了考核和指导的界限,属于一对一教学,指导教师在考试中直接观察评分并进行书面记录,提供及时的反馈和指导,使学员对自己的问题和缺陷有清晰的认识,同时也督促学员及时针对性地调整自己的学习,纠正错误或不足之处,为患者提供更好的服务,也为学员将来成为临床教师树立了榜样。由于其反复实施,mini-CEX 可以促进学员增加学习时间,提高学习动力。

　　（3）反复实施,测评信度提高:mini-CEX 反复测评可以增加指导教师评分的可靠性和可重复性。Lee V 等[2] 对住院医师每个月开展一次 mini-CEX 评估结果进行分析,研究期间共有 97 名住院医师和 139 名评价者参与 mini-CEX,结果发现,年级越高,住院医师 mini-CEX 的成绩越高,体现了 mini-CEX 测评能够有效地反映学员临床工作的经验积累。Goel A 等[3]也在研究中发现通过一年的临床轮转,住院医师的 mini-CEX 测评分数较 1年前提高 1.9 分。

做好反馈工作是 mini-CEX 的重点过程[4],而有效的反馈是做好临床教学的根基。[5]反馈对强化正确的行为、纠正错误行为以及识别需要提高的领域尤其有效。mini-CEX 的难点是如何提高评价者评分的一致性。由于该评分标准的判定具有一定的主观性,因此评价者培训是成功实施mini-CEX 的先决条件。

总之,mini-CEX 是一种非常实用和成熟的形成性评价方法,主要用于教学过程中期,以教学反馈为目标,但不能代替终结性评价。

参考文献

[1]Al ANSARI A,ALI SK,DONNON T. The construct and criterion validity of the mini-CEX:a meta-analysis of the published research[J]. Acad Med,2013,88(3):413-420.

[2]LEE V,BRAIN K,MARTIN J. Factors influencing Mini-CEX rater judgments and their practical implications:a systematic literature review[J]. Acad Med,2017,92(6):880-887.

[3]GOEL A,SINGH T. The usefulness of Mini Clinical Evaluation Exercise as a learning tool in different pediatric clinical settings[J]. Int J Appl Basic Med Res,2015,5(Suppl 1):S32-34.

[4]GAUTHIER S1,CAVALCANTI R,GOGUEN J,et,al. Deliberate practice as a framework for evaluating feedback in residency training[J]. Med Teach,2015,37(6):551-557.

（陈韶华）

 41. 什么是客观结构化临床考试?

客观结构化临床考试（Objective Structured Clinical Examination,OSCE)是一种国际通用的考核方法,由英国 Dundee 大学的 Harden R 博士于 1975 年提出。[1]它提供一种客观、有序、有组织的考核框架,通过模拟临床场景来测试考生的临床能力,可同时考察他们的知识、技能和态度。该考核可以避免传统考试的偶然性和变异性,减少主观性,可以全面评估考生的综合临床能力和职业素养。

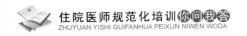
（一）OSCE 的概念

1. 客观（objective）

客观是相对主观而言的。在这个考试中，各个部分的考试目标是明确的，其评分标准也已经事先确定，可以进行客观的评价。

2. 结构化（structured）

结构化在这里表示这个考试不是随机进行的，涉及的每一考站的内容都是经过精心规划和设计的。结构化在一定程度上也是为了体现客观。

3. 临床（clinical）

临床指的是整个考试都与临床相关，包括考核的病例、技能操作、沟通交流等均源于临床问题。

4. 测试（examination）

该测试是一种考试方法，一种评价方式。评价可以分为形成性评价和终结性评价。形成性评价是一种促进教学的手段，不强调考试结果；而终结性评价是为了评估考生是否达到最终的学习目标。

（二）基本内容

OSCE 提供一种客观、有序、有组织的考核框架，在这个框架当中每一所医学院、医院、医学机构或考试机构可以根据自己的教学大纲、考试大纲加入相应的考核内容与方法。模式可以灵活多样，测试的内容也非常丰富，一般包括病史采集、体格检查、辅助检查结果判读、诊断、鉴别诊断、医疗决策、治疗护理、医患沟通、职业素养等方面的能力。OSCE 实际上就是针对以上各种评价目标所采用的各种评价手段的综合体，是目前较全面的评价体系。其考核标准统一；对于考生临床技能评价具有广泛连续性；所采用的测试手段与临床实际情景结合密切。

（三）组织形式

考生通过一系列事先设计的 10～20 个左右不同的考站进行实践测试，每个考站使用时间约 5～20 分钟不等，每一站所需的时间与任务的难度有关，由考官或 SP 对考生进行评价。OSCE 的组织形式具有如下特点：①所有考生都要通过相同的考站；②每个考站重点测试考生的一种临床能力，每种临床能力的测试可以在一个考站或多个考站进行；③每个考站都设有一名主考官，使用预先设计的评分表格给考生打分。

（四）适用范围与管理

OSCE 适用于：①用于评估各个学习阶段的考生的临床能力，包括毕业后医学教育临床能力的评估；②特别适用于目标参照性考试，以确定考生是否达到标准,如医师资格考试;③与传统的临床能力评估手段相比,有许多共同点,如确定评估内容和评估标准等。

总之,OSCE 有上述提及的很多优点,如客观性、全面性、紧扣临床等。但是,设计并组织一次完善的 OSCE 需要大量的投入,包括人力、物力和财力,并且对场地都有较高的要求。另外,OSCE 不提供实时反馈。建议医学教育者在设计 OSCE 考核方案时进行全面的思考。

参考文献

[1]HARDENn R, STEVENSON M, DOWNIE WW, et al. Clinical competence in using objective structured examination[J]. Br Med J,1975,1:447-451.

[2]TURNER JL, DANKOSKI ME. Objective structured clinical exams: a critical review[J]. Fam Med,2008,40(8):574-578.

(陈艳 陈周闻)

 42.如何正确地使用标准化病人?

标准化病人(Standardized Patients,SP),是指没有医学知识但经过标准化、系统化培训后,能准确表现患者临床问题的健康人。

(一)SP 教学的特点

1.经过正规、系统培训的 SP 可以身兼三职,既可扮演"患者",又可以做"评估者"(打分),还能兼任"教学指导员"(能进行反馈和指导)。

2.因为 SP 是真人,所以只能用于问诊技能、体格检查技能、医患沟通技能等的教学和考核,任何对人体有损伤的操作都不能在 SP 身上进行。

3.应用 SP 不能代替真实临床科室的轮转和接待真实的临床患者。因此,在住院医师规范化培训过程中,应该充分掌握 SP 教学或考核的优点,合理、有效地应用 SP,以提高 SP 的应用效率。

(二)应用 SP 教学或考核的优点

1.住院医师在 SP 身上练习问诊技能、体格检查技能和医患沟通技能,不必直接以真正的患者当做练习对象,解决了患者就医与医学教育之间的矛盾。

2.SP 可以按教学或考核的需要扮演各种各样的患者,解决了患者来源、病种不足的问题。

3.因为 SP 是真人,可以训练住院医师的医患沟通能力,培养人文素养。

4.SP 能依照教学上的要求参与教学,住院医师在问诊、体格检查或医患沟通中存在的问题能及时给予反馈和纠正,有的问题还能反馈给临床教师以提高以后的教学效果,这些都比起用真正的患者有更大的优势。

5.SP 用于临床技能的考核,评估标准统一,可以提高考核的准确性、可比性、可靠性、客观性和公正性。

6.SP 不受时间和空间的限制,而且可以反复应用。

(三)应用 SP 教学或考核存在的不足

1.不能在 SP 身上进行一些损伤性的操作;

2.SP 只能模拟患者的主观部分,难以模拟客观部分,即许多异常或阳性体征(除少数可以通过化妆或电子模拟器等解决外)只能在真正的患者身上看到;

3.每次应用 SP 进行教学或考核,需要有专人进行管理,教学或考核前需要编写病例剧本及对 SP 进行培训;

4.应用 SP 要投入大量的资金(管理费、培训费、SP 报酬等),成本比较高等。

(石淑文)

 ## 43. 什么是 milestone?

Milestone 是一种美国住院医师和专科医师培训目标胜任力评价系统,用于评估经 ACGME 认证的住院医师或专科医师培训项目,它提供了一个评估框架,用于评定各专业住院医师或专科医师能力的发展。Milestone 评价表以美国 ACGME 提出的六大核心能力为一级指标,每个一级指标则下设数个二级指标。每个核心能力都有简介,概括该学科住院医师或专科医师在该能力范围内的重点。以住院医师为例,Milestone 可以反映每个核心能力的知识、技能、态度等水平,培训项目对住院医师的表现每半年进行一次 Mileston 评估并向 ACGME 报告,动态反映每个住院医师从入门到结业的学习成长过程。以美国家庭医学为例[1],美国家庭医学住院医师培训目标胜任力评价系统 Milestone(The Family Medicine Milestone Project)是由美国 ACGME 和美国家庭医学委员会(The American Board of Family Medicine,ABFM)联合提倡的用于评价家庭医学住院医师培训的评价系统[1]。家庭医学 Milestone 为住院医师如何从一名医学生成长为独立行医的家庭医师这一能力发展过程提供指导。Milestone 各指标的能力水平分为五级。1 级:住院医师已经接受过一些专业的教育;2 级:住院医师正在进步并已达到分阶段目标;3 级:住院医师持续进步,并达到大部分分阶段目标;4级:住院医师持续进步,已经达到住院医师培训目标;5级:住院医师已经超越培训目标,但只有极少数卓越的住院医师能达到这个水平。另外,临床教师采用 Milestone 评价表时可以认定学员是否达到上述五级水平或是介于两个级别之间,并在对应的方框内勾选。

参考文献

[1]ACGME. The Family Medicine Milestone Project[EB/OL]. (2015-10-01)[2018-05-31]. http://www.acgme.org/Portals/0/PDFs/Milestones/FamilyMedicineMilestones.pdf?ver=2017-01-20-103353-463.

(陈韶华)

 ## 44. 如何提高住院医师的教学能力?

医学培训中包含学术传承的要求,住院医师随着年资的逐年增高,也要承担起对低年资医生与医学生的教学任务。通过教学相长则会更容易掌握自己的学习成果。正所谓传统医学教育倡导的:"See One,Do One,Teach One(见习、实习到教学)"理念,"教"是学的最高层次。所以,临床教师可通过以下几个方面来考虑如何提高住院医师的教学能力:

1. 教学示范:规范地开展临床教学(教学查房、床边带教、操作指导等),让住院医师体验到在实践中学习成长的过程,并认同这些教学理念与方法。

2. 教学氛围:营造临床工作中教学与学习的氛围,建立包容地分享价值观的医疗团队与教学小组,获得住院医师认同并深入其中。

3. 教学小组:教学小组中分配给不同阶段的住院医师不同责任,并建立按照年资进行逐级汇报监督的规则,建立高年资对低年资的指导与带教的责任感。[1]

4. 教学交流:提供机会,促进住院医师掌握实践中基于解决临床问题的自我学习与提高能力,并在团队中分享学习成果,住院医师可以通过病例报告、文献导读等方式进行轮流的学习成果的展示。

5. 教学练习:给住院医师教学的同时,示范并讲解教学方法,给住院医师提供向低年资医学生演讲或教学的机会。

6. 教学培训:应鼓励住院医师参与师资培训活动,掌握必要的教学技巧帮助他们认识到医学教育的传承特性,并认识到医学教育将成为职业成长必不可少的一部分。

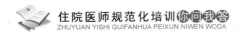
参考文献

[1]乔人立.住院医师规范化培训的核心教学形式——晨间报告和教学大查房[J].中国毕业后医学教育,2017,1(2):12-14.

（王筝扬）

 45.如何指导住院医师开展临床科研？

提及科研,很多人第一反应就是"细胞"、"基因"、"分子机制"等,这是对科研的狭隘化认识。此类科研属于"基础科研"的范畴,事实上科研应当服务于临床,秉承"从临床中来,转化到临床研究中去"的宗旨。所以,科研能力的培养不应该只是"养养细胞和大鼠,做做 PCR,发表些 SCI 论文",而不能对临床问题做出任何有效回答。临床科研能力的培养应该从临床工作开始,让住院医师感到科研就在自己的日常临床工作中,树立做临床科研的信心,学会做临床科研的方法,具体应做好以下几点:

（一）采取各种措施,激发住院医师对临床科研的兴趣

首先在医院、科室层面,建立系列相关规章制度,让住院医师有机会了解并参与临床试验[包括熟悉临床试验数据库（ClinicalTrials. gov）注册信息、医学伦理委员会工作职责等]。鼓励并支持在临床工作中有想法有志向开展相关科研工作的住院医师能进行相关研究,并建立相关的激励机制,如对其临床科研成果给予奖励。

（二）建立立体式培训体系,培养住院医师临床科研能力

光有科研想法没有行动不行,或是想要行动没有正确的方法,都是不够的。鉴于住院医师能力参差不齐,接受系统科研训练的程度也不同,有必要建立系统化临床科研方法培训体系,通过专家授课等方法,进行同质化培训,培养住院医师的临床科研能力。这些能力应包含:

1.批判性思维能力:对前人的成果不应该"人云亦云",而应秉承"批判的意识",在不断涌现的新证据基础上进行独立判断。如果有充足的证据对以往的成果或共识进行反证和批判,那是非常有意义的事情,而且容易得到国内外同行的关注。比如 2017 年 12 月 JAMA 上发表中国临床医师的一篇 Meta 分析,指出维生素 D 和/或钙片对老年人骨质疏松无益,这个结论将改变老年人补钙的习惯,从而引起国际社会的关注。[1]

2."移植性思维"能力:他山之石,可以攻玉。从他人的临床科研成果中

汲取养分,进行反思。问问自己"他们都这样做了,我可以做什么?"笔者的第一篇 Meta 分析文章就是在看到一篇关于咖啡和肝病的临床研究后,思考"中国是肝病大国,也是茶叶消费大国,那么茶叶和肝病有什么关系呢",后来通过文献调研、数据分析被撰写出来的,且文章很快被 SCI 期刊录用。[2]

3.文献检索能力:能熟练检索文献并追踪国际热点,是临床科研能力必备选项。建议住院医师掌握"pubmed"和"维普/万方"等数据库检索方法。

4.临床科研设计和统计分析能力:住院医师必须具备临床科研设计和数据统计分析能力。正式开展临床科研之前,做一份正确的科研设计方案至关重要,直接关系到科研的成败与否。另外,这里讲的统计能力,不仅仅是指统计软件的初步应用(如 SPSS 等),更重要的是学会统计学方法的正确选择,一旦方法错误,得到的结论必然不可信。

5.中英文论文撰写能力:通过广泛阅读中英文文献,汲取相关领域最新进展,并通过撰写中英文论文,请同事、导师等润色和修改,不断提高中英文论文撰写能力,并让自己的临床科研成果能在国内外著名期刊发表。

(三)注重师资队伍建设,培养住院医师敏锐的观察和思考能力

具有良好的相对稳定和系统性的师资队伍,是提高住院医师规范化培训满意度和培训效果的有力保障,应争取做到以下几点:

1.应针对住院医师的临床科研能力培养建立专业的师资队伍,该师资建议由高年资主治及以上职称的专家组成,专业涵盖全面(最好包括统计学老师),并且建立统一规范的准入与退出机制,以保证师资队伍的稳定性和高质量。同时针对这些师资开展统一的培训,重点关注如何规范地、有针对性地指导住院医师开展临床科研。

2.全面推广"住院医师规范化培训导师制度",建议将临床科研能力纳入导师的筛选条件(如研究生导师优先考虑),可以采取"一对多导师制",即一名老师可带若干名住院医师,通过言传身教,帮助提高住院医师在繁杂的临床工作中发现临床问题、思考临床问题并尝试加以研究解决的能力。

参考文献

[1]ZHAO JG, ZENG XT, WANG J, et al. Association between calcium or vitamin D supplementation and fracture incidence in community-dwelling older adults: a systematic review and meta-analysis[J]. JAMA, 2017,318(24):2466-2482.

[2]JIN X, ZHENG RH, LI YM. Green tea consumption and liver disease: a systematic review[J]. Liver International,2008,28(7):990-996.

(金 希 陈韶华)

图书在版编目(CIP)数据

住院医师规范化培训你问我答 / 方向明,陈韶华主编.
—杭州:浙江大学出版社,2018.7(2018.8重印)
ISBN 978-7-308-18418-2

Ⅰ.①住… Ⅱ.①方… ②陈… Ⅲ.①医师—岗位培
训—问题解答 Ⅳ.①R192.3-44

中国版本图书馆 CIP 数据核字(2018)第 150709 号

住院医师规范化培训你问我答
方向明　陈韶华　主编

责任编辑	徐素君
责任校对	陈静毅　丁佳雯
封面设计	杭州隆盛图文制作有限公司
出版发行	浙江大学出版社
	(杭州市天目山路 148 号　邮政编码 310007)
	(网址:http://www.zjupress.com)
排　　版	杭州隆盛图文制作有限公司
印　　刷	绍兴市越生彩印有限公司
开　　本	710mm×1000mm　1/16
印　　张	7.75
字　　数	145 千
版 印 次	2018 年 7 月第 1 版　2018 年 8 月第 2 次印刷
书　　号	ISBN 978-7-308-18418-2
定　　价	30.00 元